人体力学・井本整体主宰、医学博士
井本邦昭

引き合う動きが体を変える

サンマーク出版

簡単なのに、
痛みや不調に絶大な効果が。
それが

「引き合う動き」

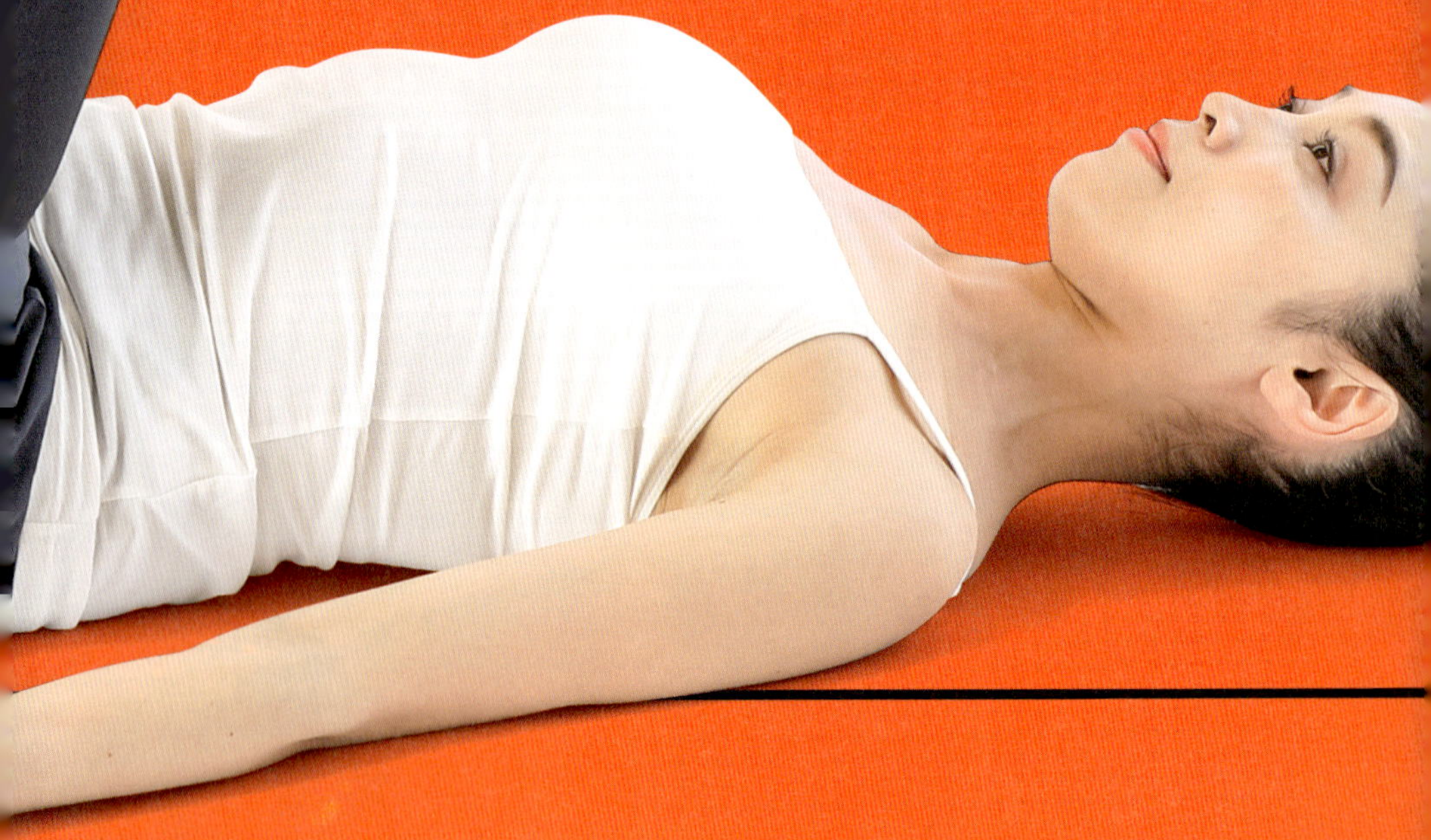

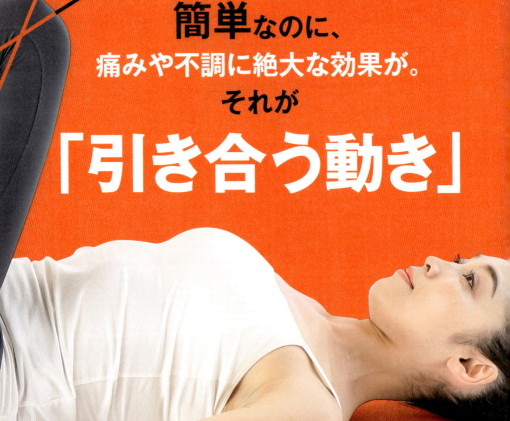

ひざ、股関節、腰や頭などの
つらい痛みや、肩こり、眼精疲労、
冷え、便秘といった長引く不調を
苦もなく解消できる。
それが「引き合う動き」です。

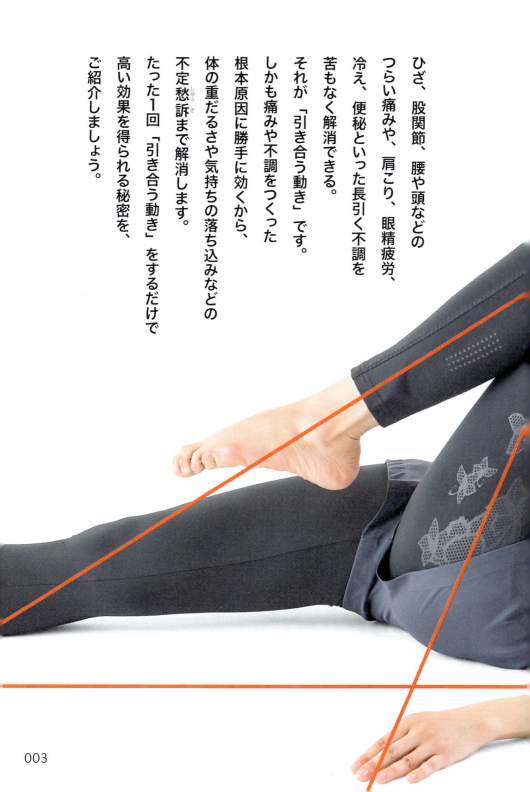

しかも痛みや不調をつくった
根本原因に勝手に効くから、
体の重だるさや気持ちの落ち込みなどの
不定愁《しゅう》訴《そ》まで解消します。

たった1回「引き合う動き」をするだけで
高い効果を得られる秘密を、
ご紹介しましょう。

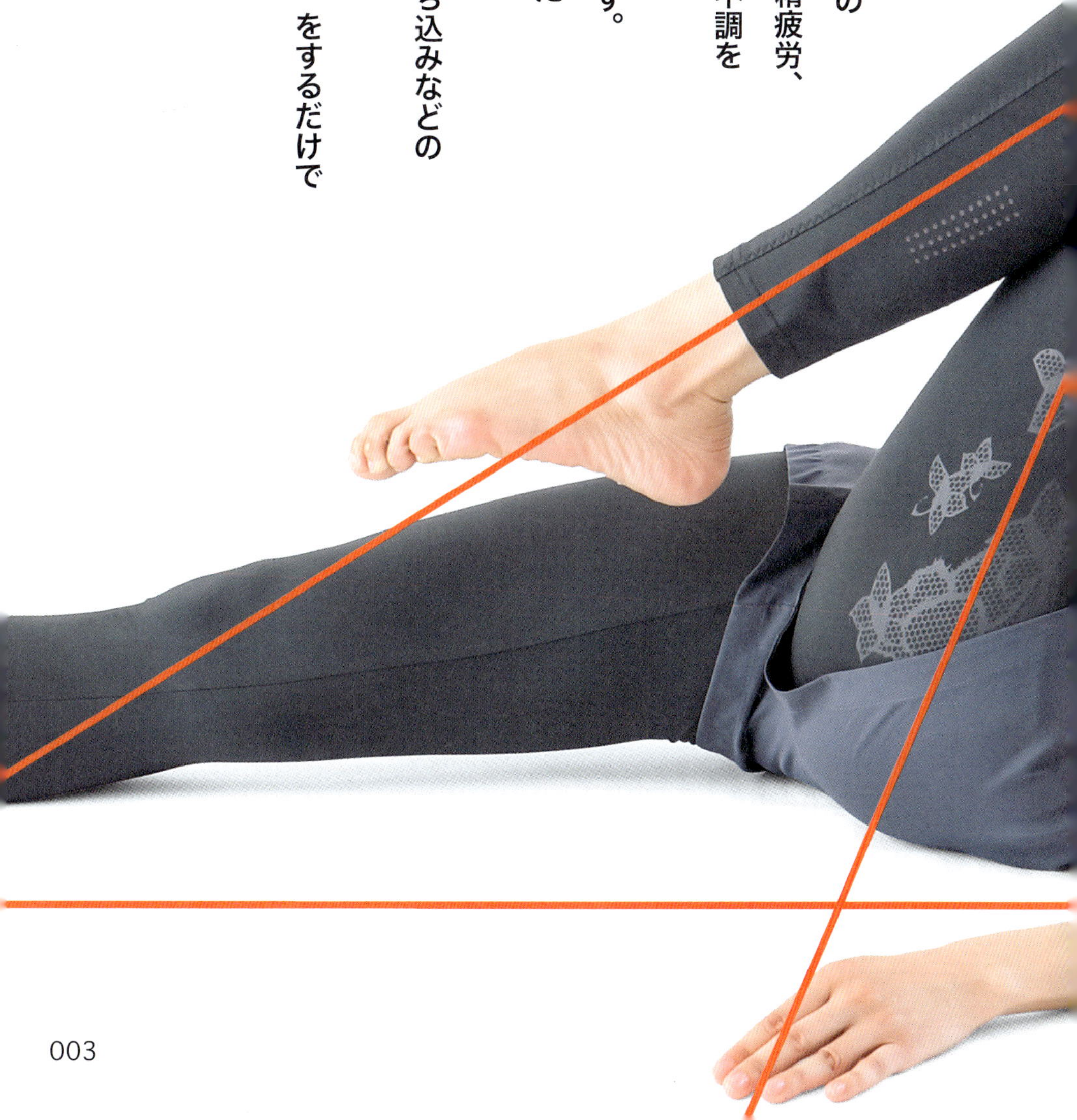

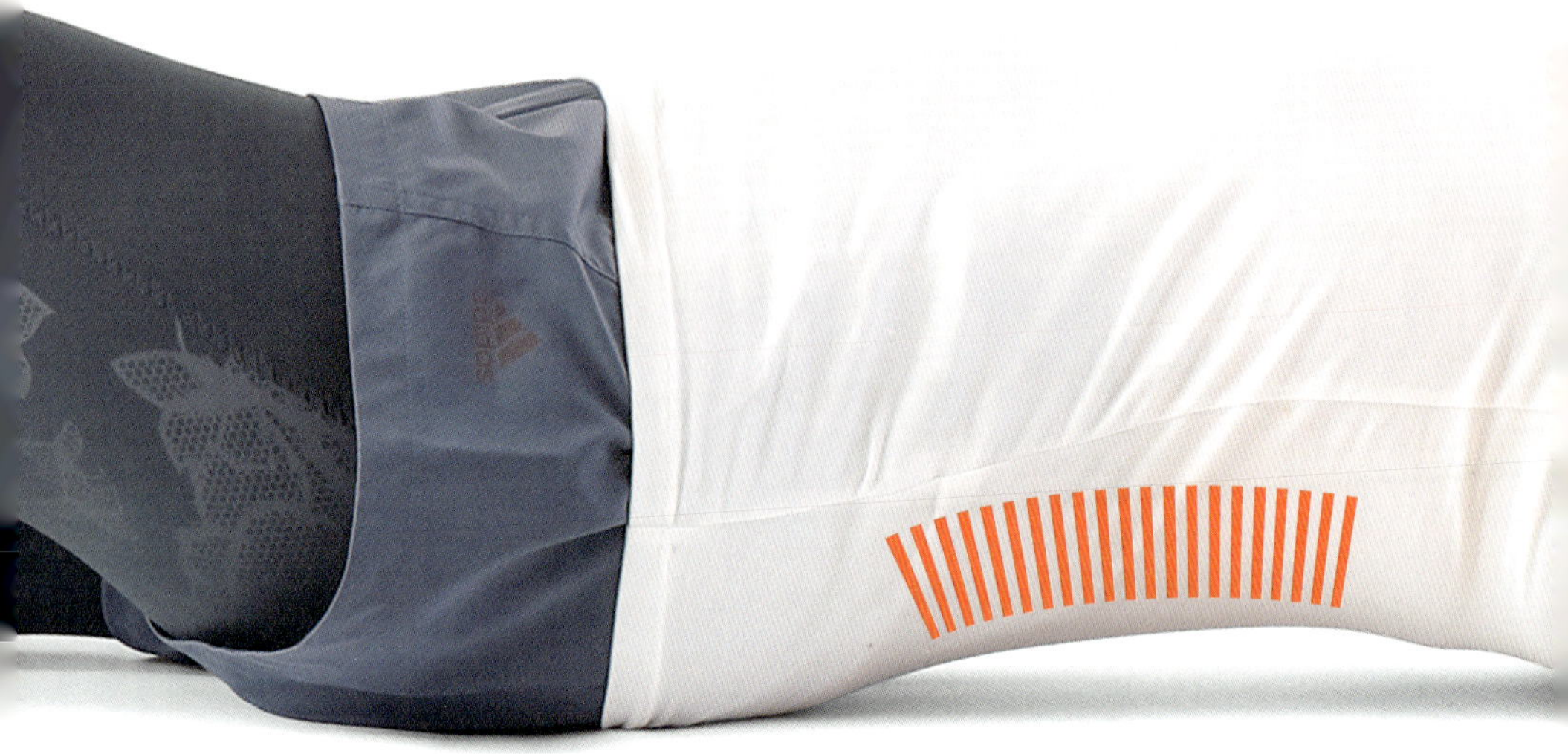

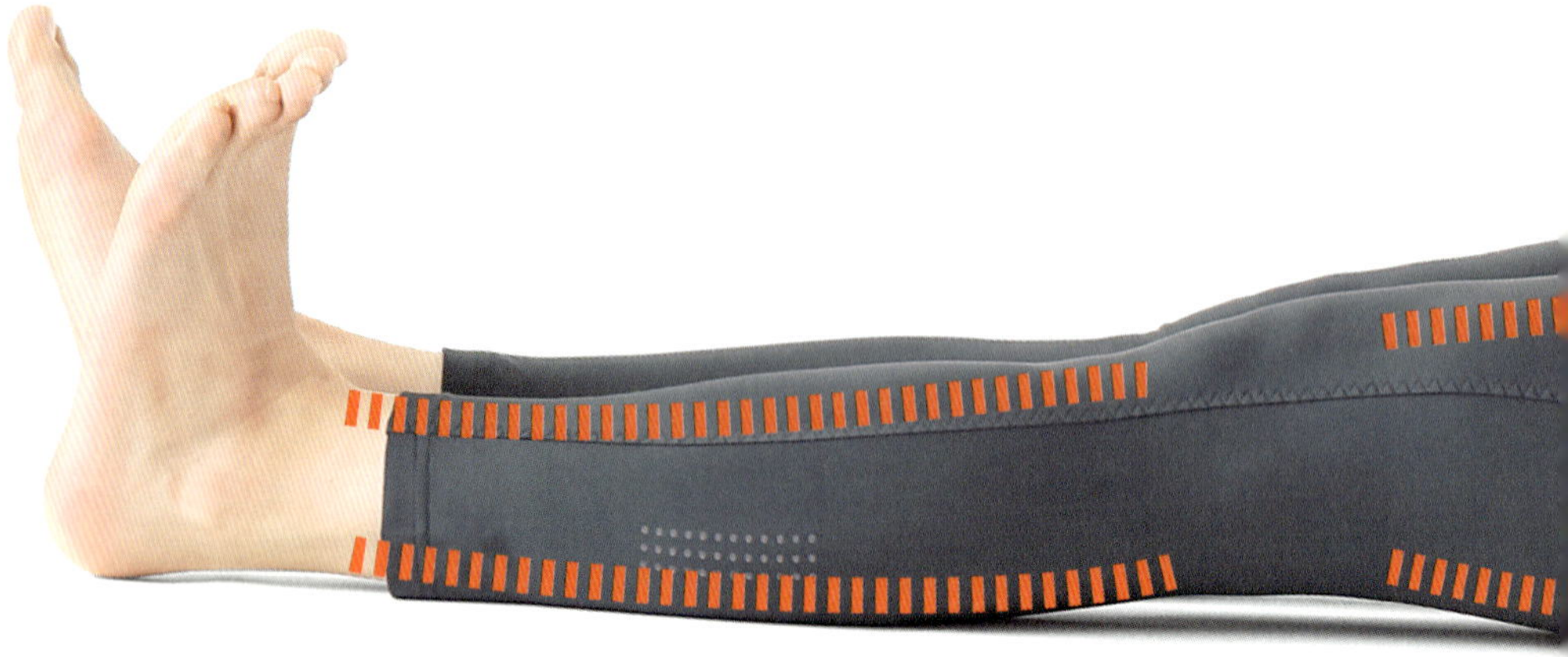

「ある部分」を意識して
脚を曲げ伸ばし。
これだけで体が変わる

私は半世紀以上にわたり
100万人以上の体を診続け、
その過程で人体には精緻《せいち》な「力学」があることを
確信しました。
力学的に無理のある使い方をした体は、
病気や不調、ケガを抱えやすく治りにくくなります。
だからこそ理に適《かな》った体の使い方を
取り戻せる体操を数多く考案しましたが、
なかでもシンプルなのに驚きの効果が得られたのが、
この「引き合う動き」です。
効果検証のために75名が実践したところ、
ひと月で、ひざ痛59・1%、背中の痛み56・1%、
頭痛64・9%、首こり45・8%、しびれ68・8%と、
多くの方がつらい症状から解放されました。

腰やひざの痛みがすぐやわらぐ秘密は

「関節の詰まり」解消にあり

「引き合う動き」の優れた点の一つに、
こりや痛みへの即効性があります。
特に、ひざに痛みのある方からは
「関節にすき間が空く感じで、その場で痛みが
軽くなった」という感想を多数頂きました。
この「関節の詰まり」は、力学的に
無理のある体の使い方が続くと起きるもの。
ストレスや過労、睡眠不足や過食など、
痛みや不調とはまるで無関係と思える要因で
縮んだ筋肉や筋膜、腱などに骨が引っ張られると、
関節に必要なすき間がつぶれてしまいます。
これが、さまざまな痛みや不調、病気を呼ぶのです。
「引き合う動き」には
この関節の詰まりを解消する力があります。

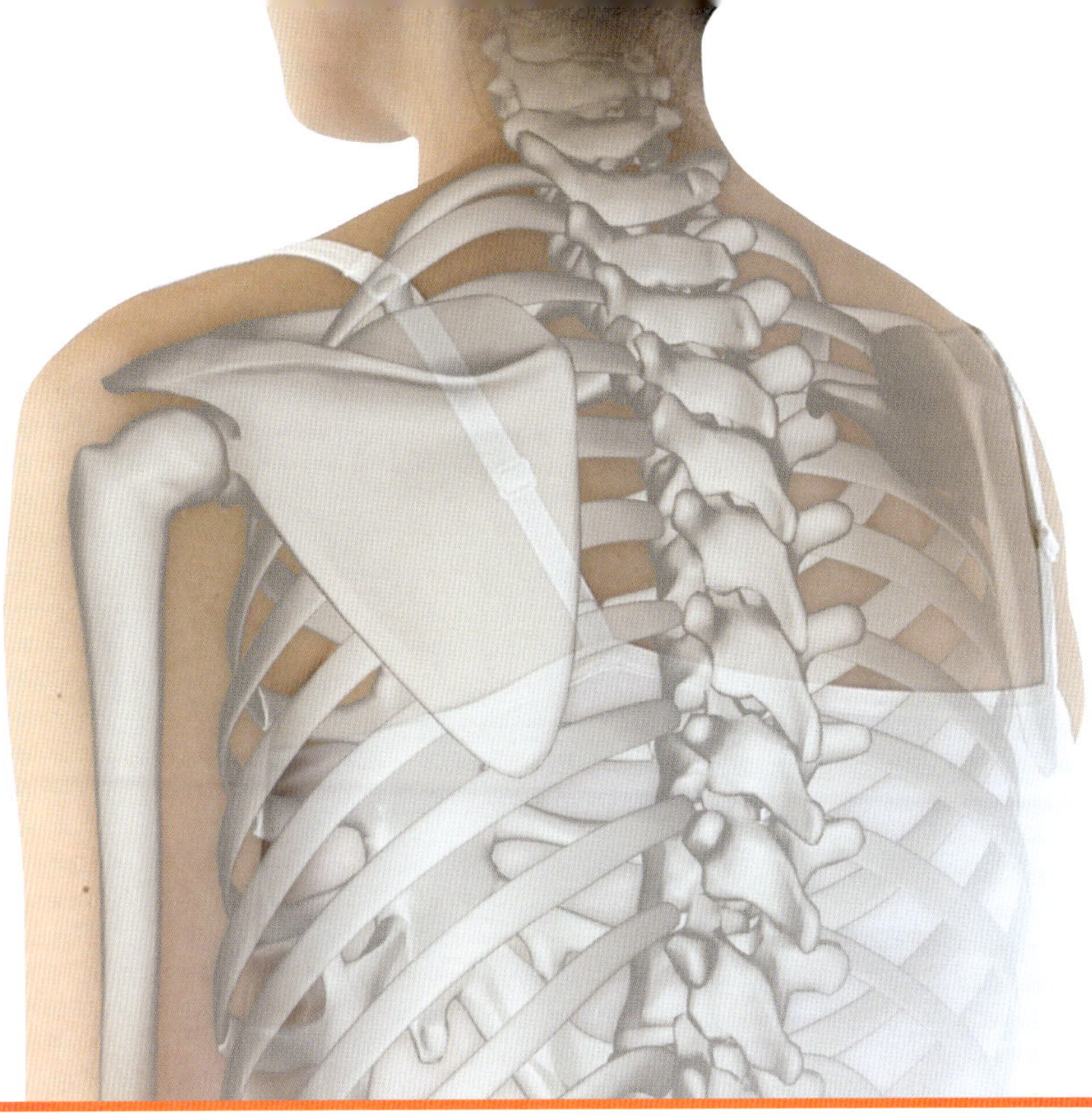

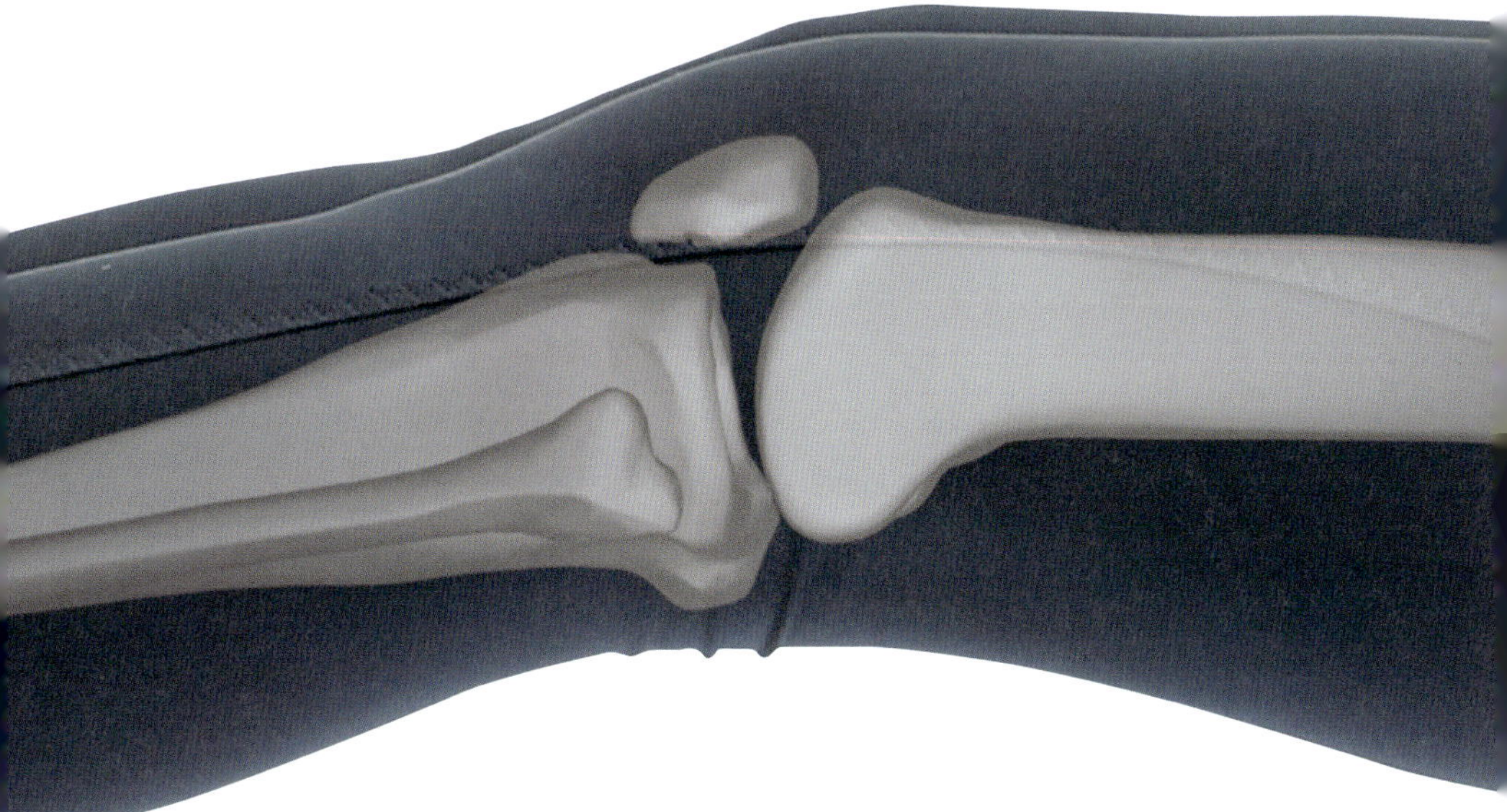

1か月でこんな成果が!

「引き合う動き」

体験者の声

庄司利香さん

(52歳)

股関節痛や

ぎっくり腰、ひざ痛、

坐骨神経痛、ベーカー嚢腫、

足首のゆるみが

一気に解消

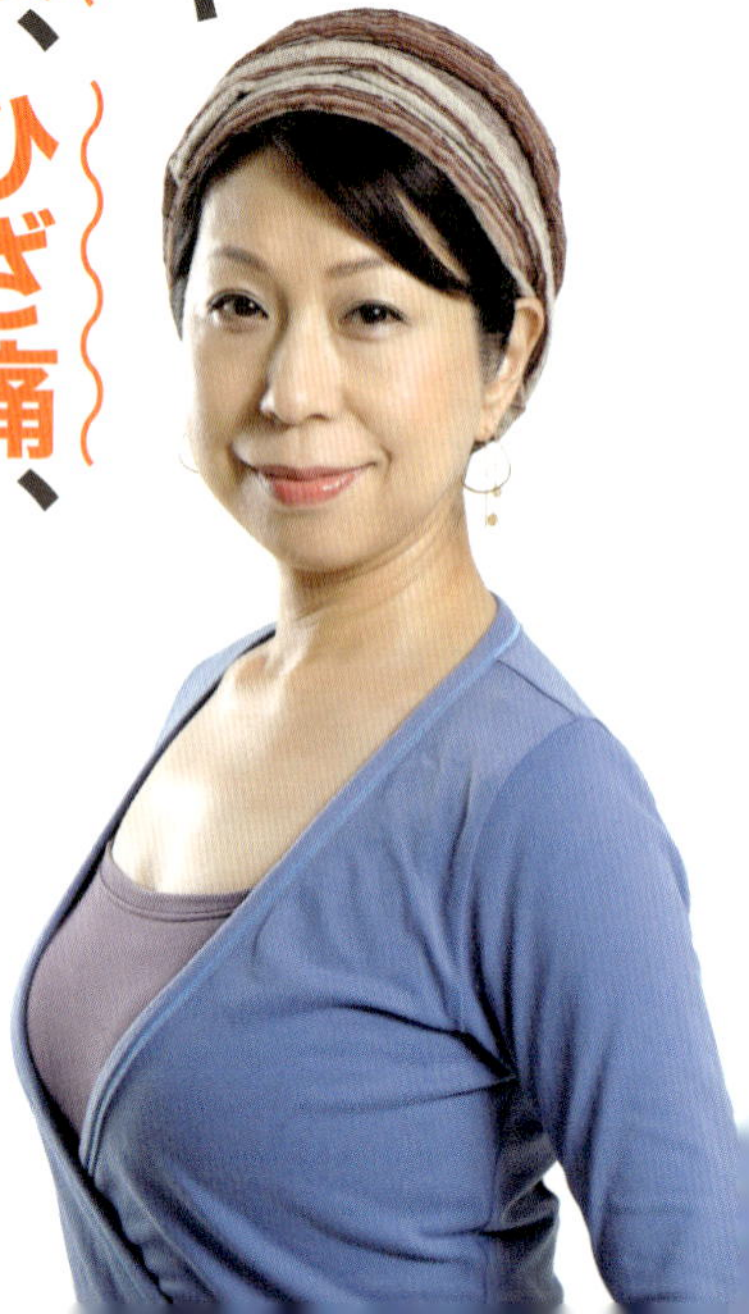

↓ひどい股関節痛やぎっくり腰、ひざ痛、足首のゆるみが解消!

↓詰まっていた足首の関節が、1回ですっきり伸びる感覚があった

↓仕事の質が上がったうえ、念願のジョギングまでできるように

くわしくは
▼
p54

歩くのがつらいほどの腰痛やひざ痛、股関節の違和感が10日ですっきり解消

くわしくは
p58

- 歩くのもつらかった腰痛や股関節の違和感、ひざ痛が解消！
- たった10日間、「引き合う動き」をしただけで、すべての不調が消失
- 横断歩道で思わず駆け出せるほど体が軽くなった

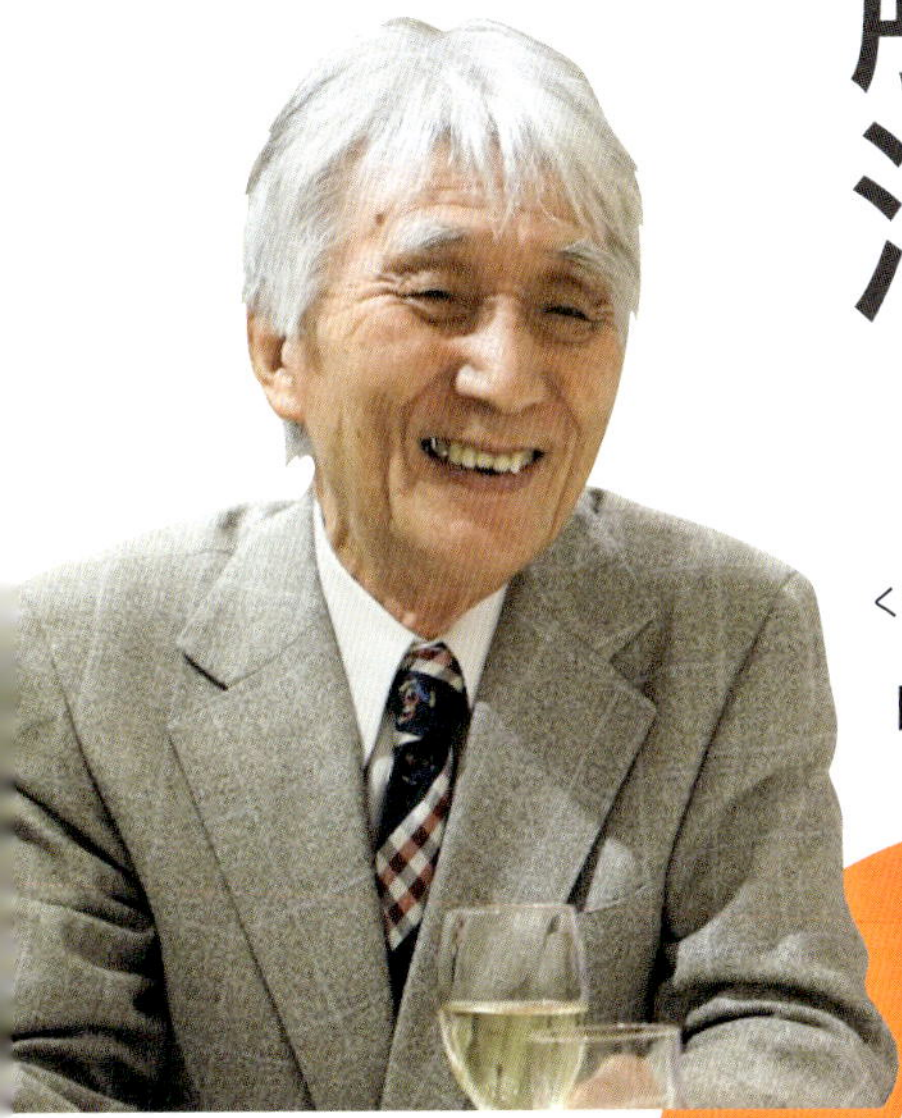

1か月でこんな成果が！

2

「引き合う動き」
体験者の声

小林孝司さん
（82歳）

1か月でこんな成果が!

3

「引き合う動き」

体験者の声

関根美代子さん

（57歳）

慢性的な肩こり、首こり、
ひざの痛みや腫れ、むくみ、
股関節痛が

驚くほど
改善

くわしくは
p60

- 慢性的な首こりとひざの痛みや腫《は》れ、むくみ、股関節痛が改善
- 腰や脚全体が伸びて血行がよくなるので気持ちいい
- 続けていくうちに脚がまっすぐに整ってきた

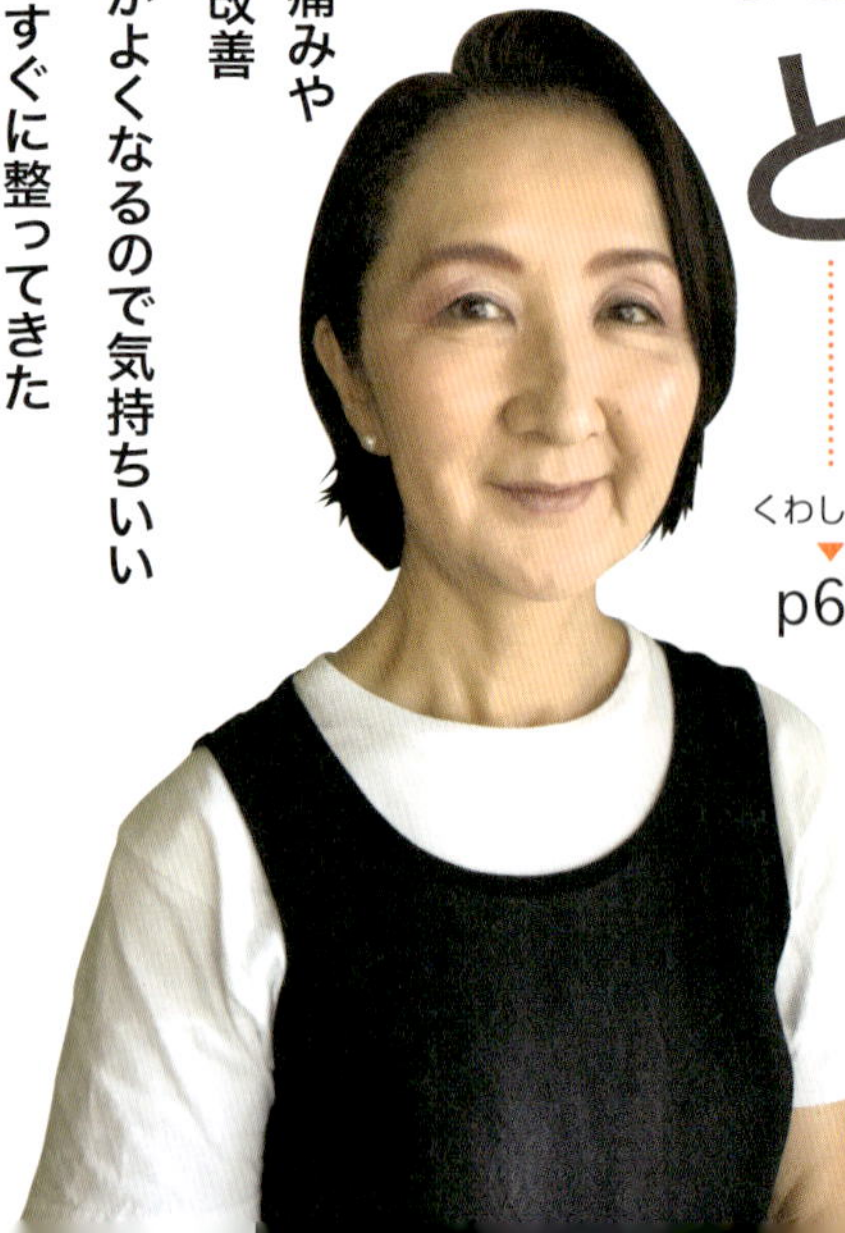

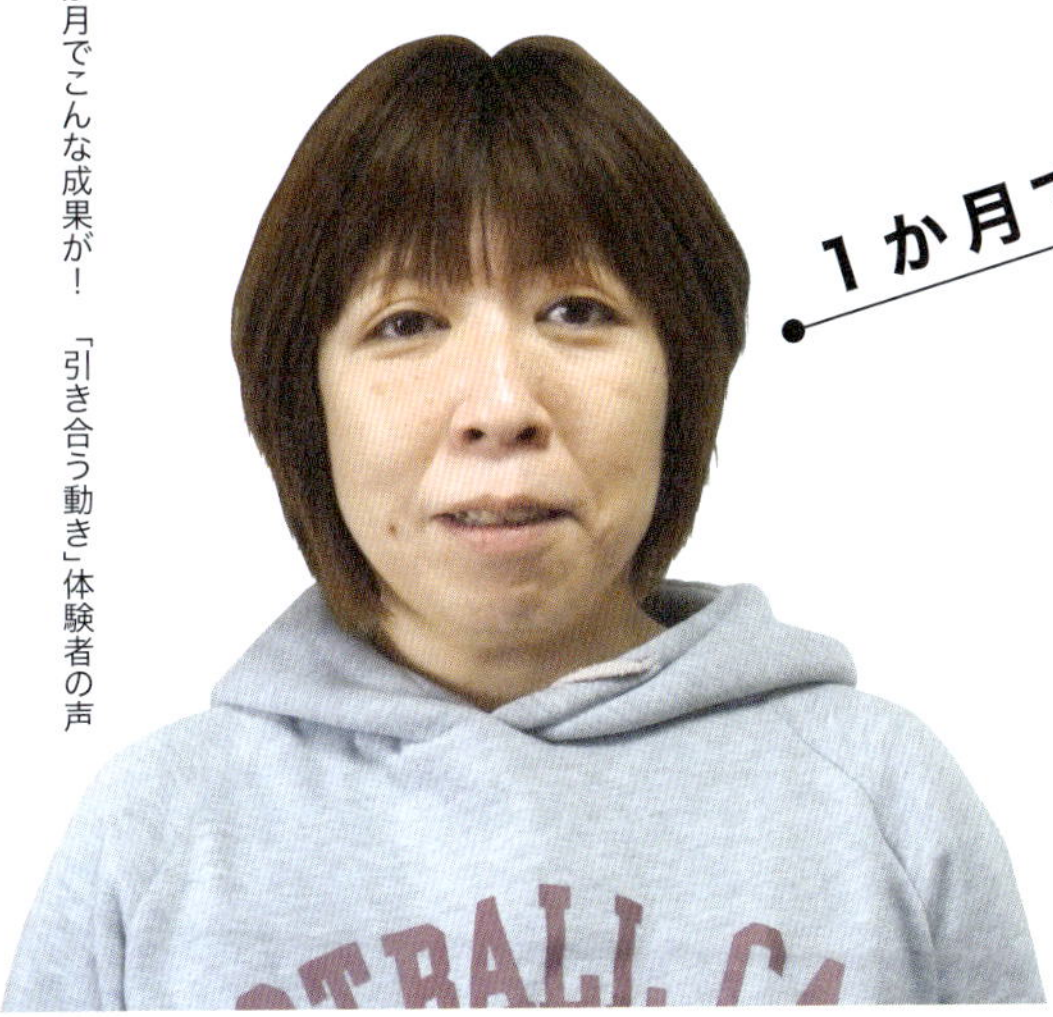

1か月でこんな成果が！

ウエストが6cm減してヒップアップ。腰痛、ひざ痛、背中の痛み、生理痛、脚のむくみも軽減

- 朝と夕方に左右4回ずつ行うと、血流がよくなった感じが
- 1か月ほどでウエストが6cm細くなり腰まわりが引き締まった
- 生理痛から解放され、ひざ痛や股関節痛も解消

くわしくは
p150

「引き合う動き」体験者の声 4

三明操さん（49歳）

目次
contents

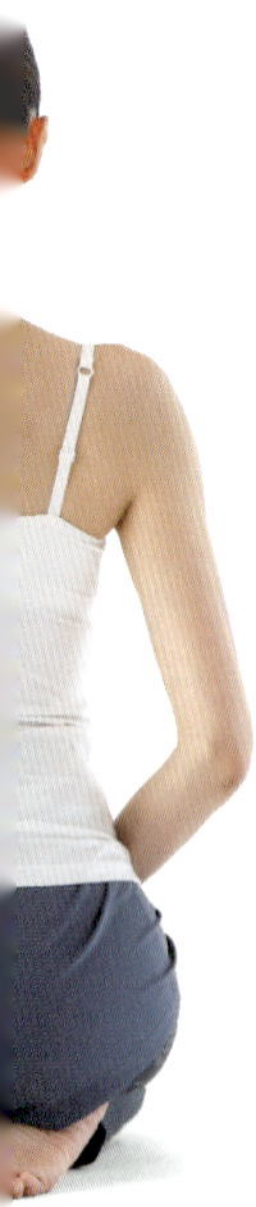

「引き合う動き」が体を変える

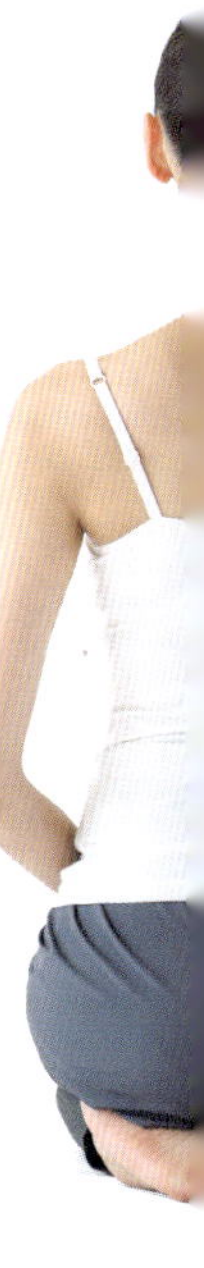

PART 2

「引き合う動き」をやってみよう！

PART 3

PART 4

「引き合う動き」でこんな不調が治った 103

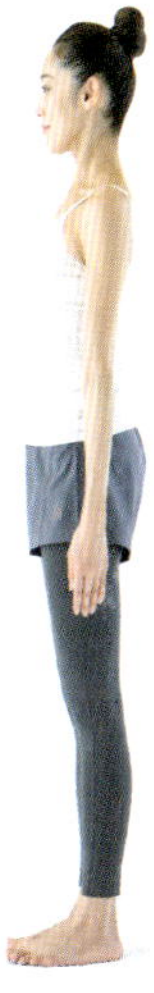

STAFF
●撮影…金田邦男　●ヘアメイク…竹内美紀代　●モデル…石橋奈美（NMT）
●CG制作…（株）BACKBONEWORKS　●デザイン…花平和子（久米事務所）
●執筆協力…土橋彩梨紗　●校正…株式会社ぷれす
●編集…小元慎吾（サンマーク出版）

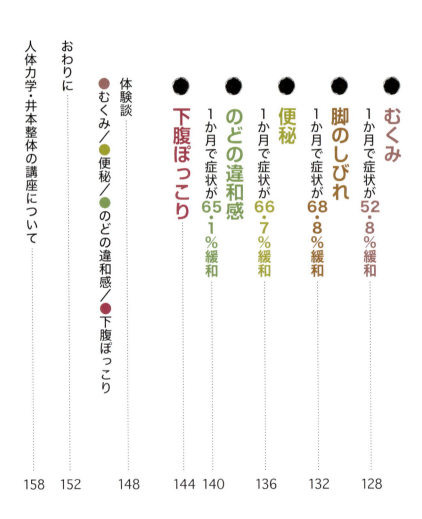

PART 1

なぜ「引き合う動き」が体を変えるのか

「いきなり体にガタがきた」とき体に密かに起きていること

「いつの間にか不調がちになり、いちばんつらい症状が治まっても次から次と別の症状に襲われた……」

こうおっしゃる方の多くは、背中に異常があらわれています。「背中？」と思われるかもしれませんが、じつは体が痛みや不調を呼び寄せる状態かどうかを見た目で簡単に判断できるのは、背中なのです。

お腹と背中には大小さまざまな筋肉があり、前面と背面から体を支えています。お腹の筋肉が衰えるとお腹がぽっこり出てきますし、背中の筋肉が衰えると伸びきったゴムのようになって背中が「広がった」状態に。特に後者の状態が続くと、姿勢の悪化によって生じた負担が、体のどこかに蓄積していきます。原因不明の痛みや不調を呼び寄せるのは、この目に見えない負担なのです。

背中は自分では見えないですが、見なくても衰え具合を知る方法はあります。

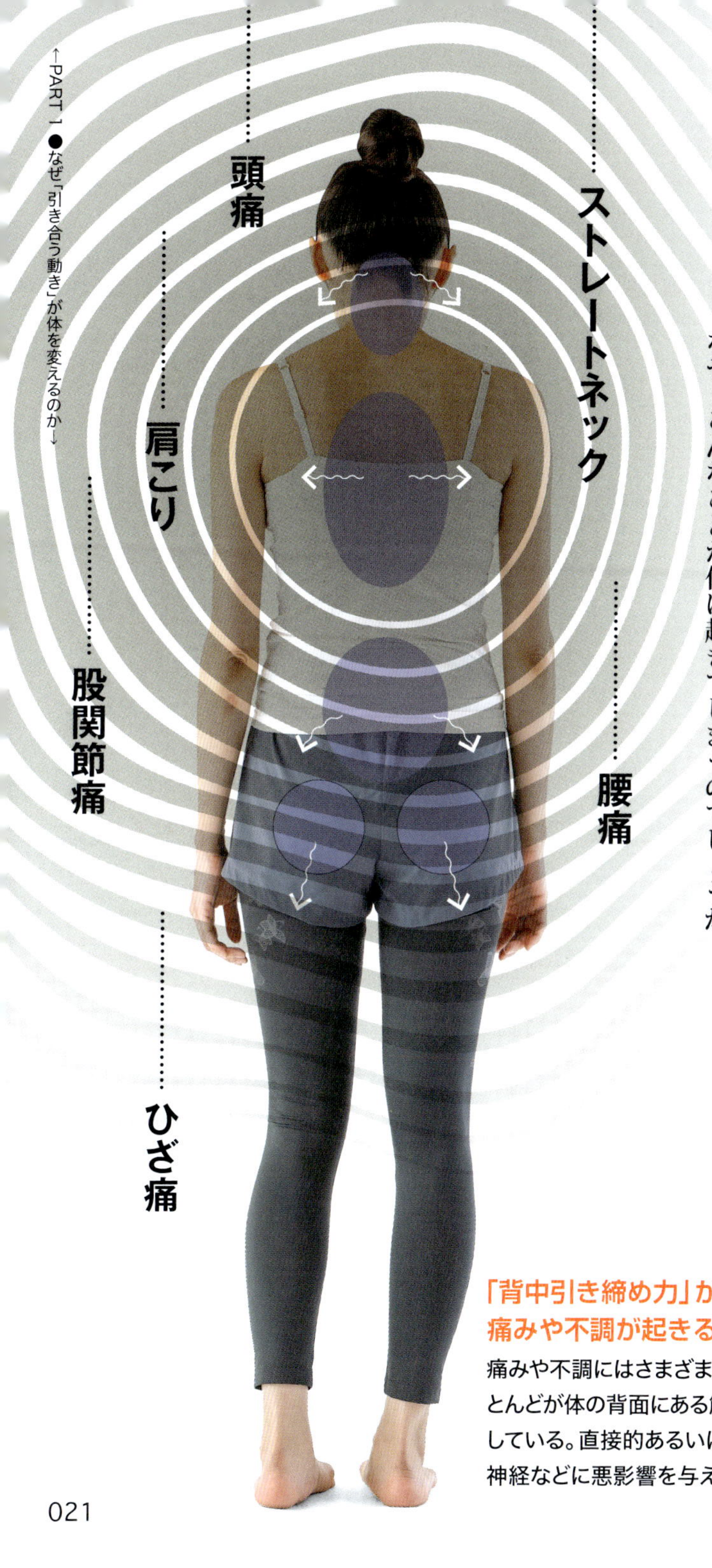

硬い床にあお向けになったときに、背骨や骨盤が当たって痛む方は要注意。姿勢を保つ筋肉が疲労し、張りが失われているはずです。さらに弱ると、お尻が垂れ、ひざは曲がります。これは体の弱った高齢者に多い姿勢ですが、最近は若くして腰からひざのラインのくずれた方が増えました。

なぜ、こんなことが体に起きてしまうのでしょうか。

「背中引き締め力」が弱ると痛みや不調が起きる

痛みや不調にはさまざまな種類があるが、そのほとんどが体の背面にある筋肉が弱ったことが関係している。直接的あるいは間接的に、筋肉や血管、神経などに悪影響を与えて痛みや不調を呼ぶ

太もも背面が硬く縮んでいると不調から抜け出せなくなる

「広がった」背中を観察すると、ある部分の動きが悪いことがわかります。それが背骨の土台部分にあたる、腰椎《ようつい》です。

腰椎の動きが悪くなると、背骨全体が描くはずのS字カーブがくずれます。S字カーブは、体にかかる衝撃をクッションのように半減してくれる、人体を守るうえで極めて重要な構造です。S字カーブがないと、あらゆる動作で体に強い衝撃がかかります。この衝撃が体を左右に引き下げ、腰・肩・首などにダメージを与えるのです。逆にS字カーブが機能していれば、背中を引き締める筋肉がしっかり働き体形もくずれにくい。肺のある胸郭も引き上げられるため、呼吸も自然に深くなるというメリットまで得られます。

このS字カーブの大敵が、太もも背面の縮みです。太もも背面の筋肉が硬く縮んだままだと、腰椎は強い力で引き下げられ続け固まっていきます。元気に

背骨のクッションがないと体にダメージが蓄積する

長生きする方は、ほぼ間違いなく同年齢の平均より歩幅が広いですが、これは太もも背面がよく伸びるからこそ。90代のはつらつとした女性も100歳を超えた元気な男性も、例外なくよく伸びることを考えると、太もも背面は健康長寿の鍵を握る部位の一つと言っていいでしょう。大またで歩いたときに太もも背面が硬いと感じたら、体のどこかに負担が蓄積しているはずです。

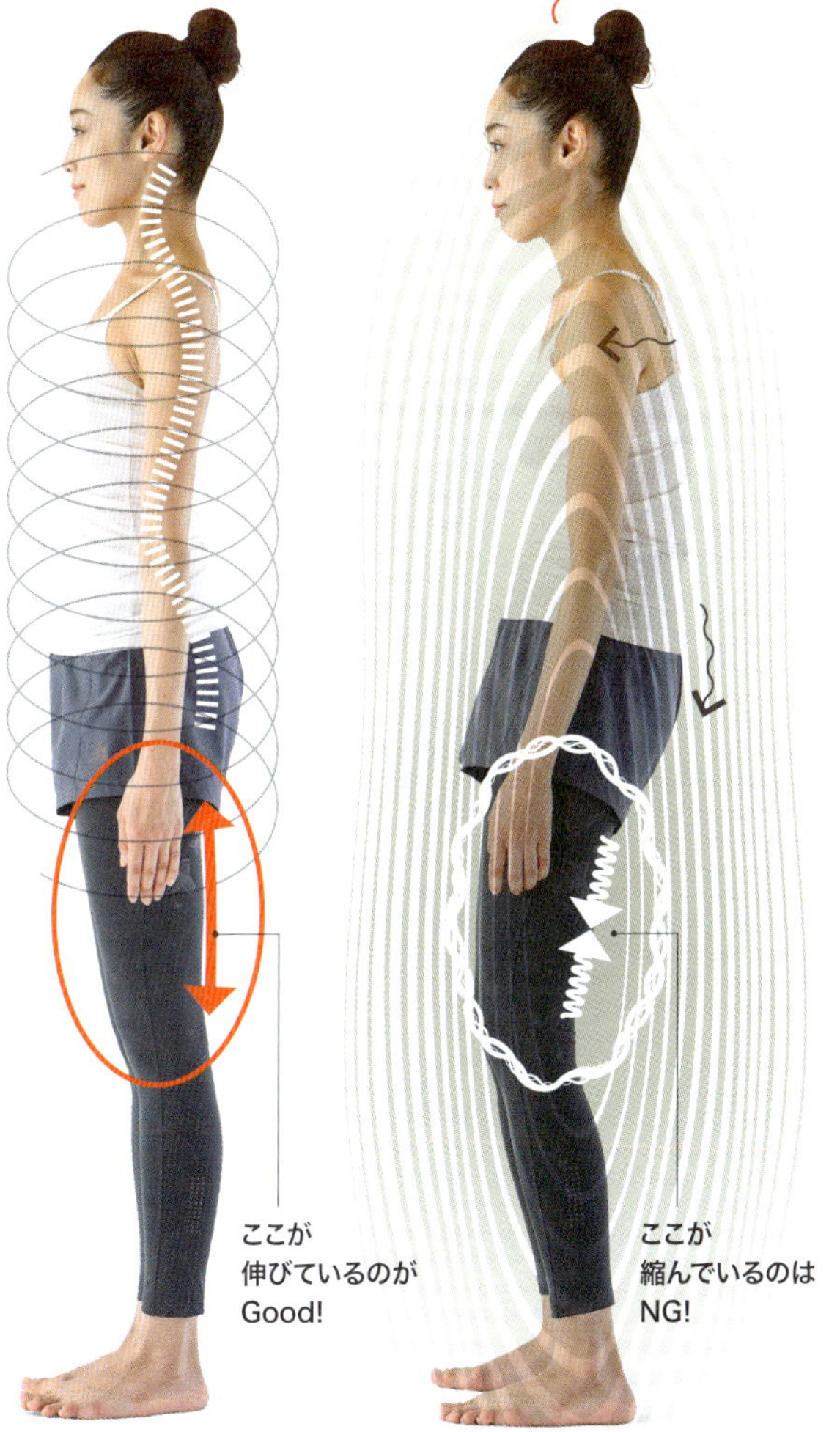

人体にはもともと生理的湾曲（S字カーブ）があり、腰、背中、首の3か所のアーチで体にかかる衝撃を分散させる。これがないと体にかかる衝撃が、腰や背中、首にダメージを与え続けて痛みや不調を抱える原因となる

関節の「すき間」がつぶれると痛みが生じる

「姿勢がくずれると痛みや不調が生じやすい」と申し上げましたが、そのわかりやすい例が関節の痛みです。地震などで家が少しでも傾くとドアや窓が開きにくくなるように、体を効率的に動かすためのバランスが少しでもくずれると、関節は動きにくくなります。これが痛みを呼ぶ原因になるのです。

関節には軟骨という、骨どうしがぶつからないようにする「緩衝材」があり、関節がスムーズに動くために必要な、わずかなすき間があります。このすき間は、関節まわりの筋肉が縮んだままになると骨が引っ張られてつぶれてしまうもの。つぶれたまま動くと軟骨は削れ、骨どうしがぶつかるようになります。その結果、周辺を通る神経や血管にまで影響が及び、痛み始めるわけです。

これは人形劇などでおなじみの、糸で操る人形をイメージするとわかりやすいかもしれません。糸繰り人形は、全身についた糸をどう引くかで人間さながらの動きをします。ですが1本だけ強く引くと、ほかの糸はたるんで人形は自由に動けなくなる。この人形の重みすべてを支える1本が、体で言うところの負担が集中した部分です。ほかの筋肉が支えるべき重みを一手に引き受けた筋肉は、疲労困憊《こんぱい》し硬くなって動かなくなるため、関節のすき間はつぶれたままになってしまうのです。

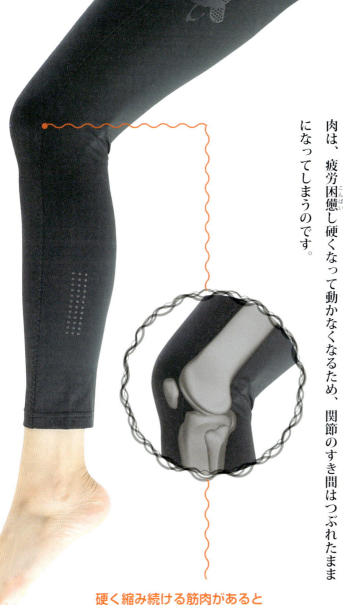

**硬く縮み続ける筋肉があると
関節にダメージが**

関節が痛む前に、かならず動きにくくなる段階がある。日常生活では関節可動域を大きく使うことは少ないが、大きく動かしてみると動きにくい箇所が見つかることが多い。この動きにくい箇所が関節に負担をかける要因に

体の原則を無視すると関節の「すき間」は取り戻せない

本書の「引き合う動き」をすると、腰・ひざ・足首の3か所を支点に多くの筋肉が連動します。腰と足先の両側からひざ関節を適度に引き合うことで、縮んでしまった筋肉がゆるみ、関節に適度なすき間を取り戻すというしくみです。こう申し上げると「単に強く引っ張ったほうが早いのでは」と考える方もいるかもしれません。首などを引っ張る牽引《けんいん》療法は、この考え方によるものです。

しかし人体をていねいに観察すると、物と違い、あまり強く引っ張られると逆に縮んでしまうことがわかります。熱いものに触れたら手が引っ込むように、体は強く引っ張られると「壊されては大変」というセンサーが働いて縮む、いわゆる防御反応が起きるのです。

このような目に見えない体内の原則を無視して力まかせに何かするのは、すべて人体に危険な行為になりえます。重りをつけて引っ張ると、かえって痛みが生じるケースがあるのは、筋肉が逆に硬く縮むからです。

その点「引き合う動き」は、自分の脚の重みを利用して動くだけなので、防御反応は生じません。逆に、体を効率的に動かす「力学」に合った自然な動作ができるようになります。だから詰まっていた関節にもすき間が復活し、縮んで固まった筋肉や筋膜も、ほどよくゆるんで本来の姿を取り戻すのです。

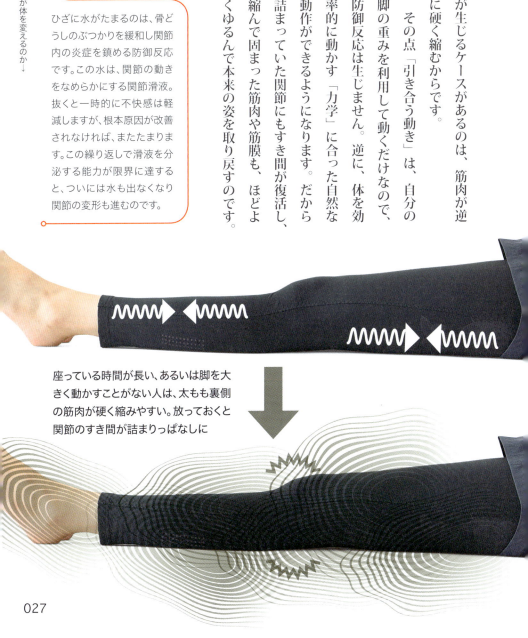

ひざにたまる水の正体

ひざに水がたまるのは、骨どうしのぶつかりを緩和し関節内の炎症を鎮める防御反応です。この水は、関節の動きをなめらかにする関節滑液。抜くと一時的に不快感は軽減しますが、根本原因が改善されなければ、またたまります。この繰り返しで滑液を分泌する能力が限界に達すると、ついには水も出なくなり関節の変形も進むのです。

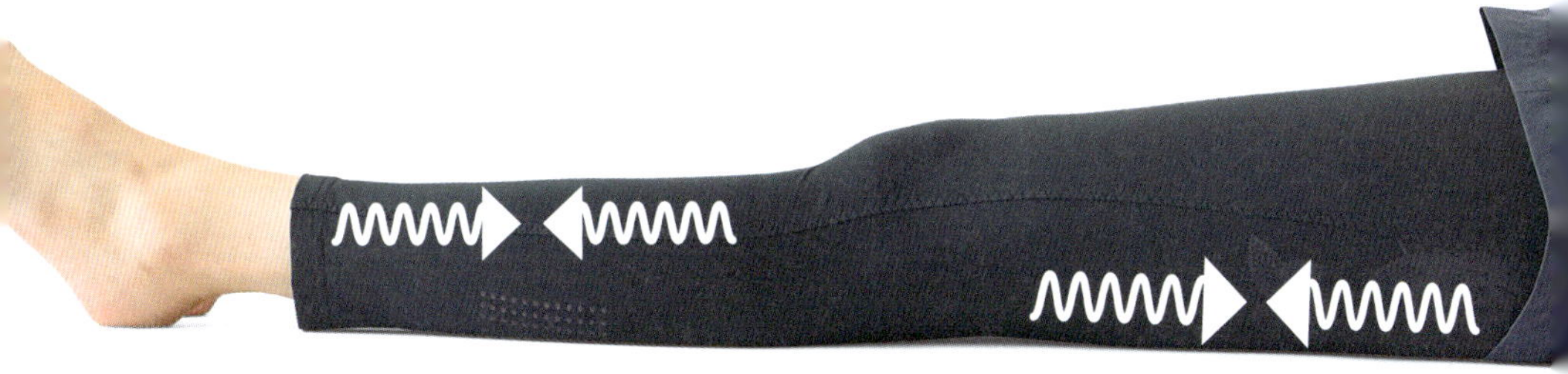

座っている時間が長い、あるいは脚を大きく動かすことがない人は、太もも裏側の筋肉が硬く縮みやすい。放っておくと関節のすき間が詰まりっぱなしに

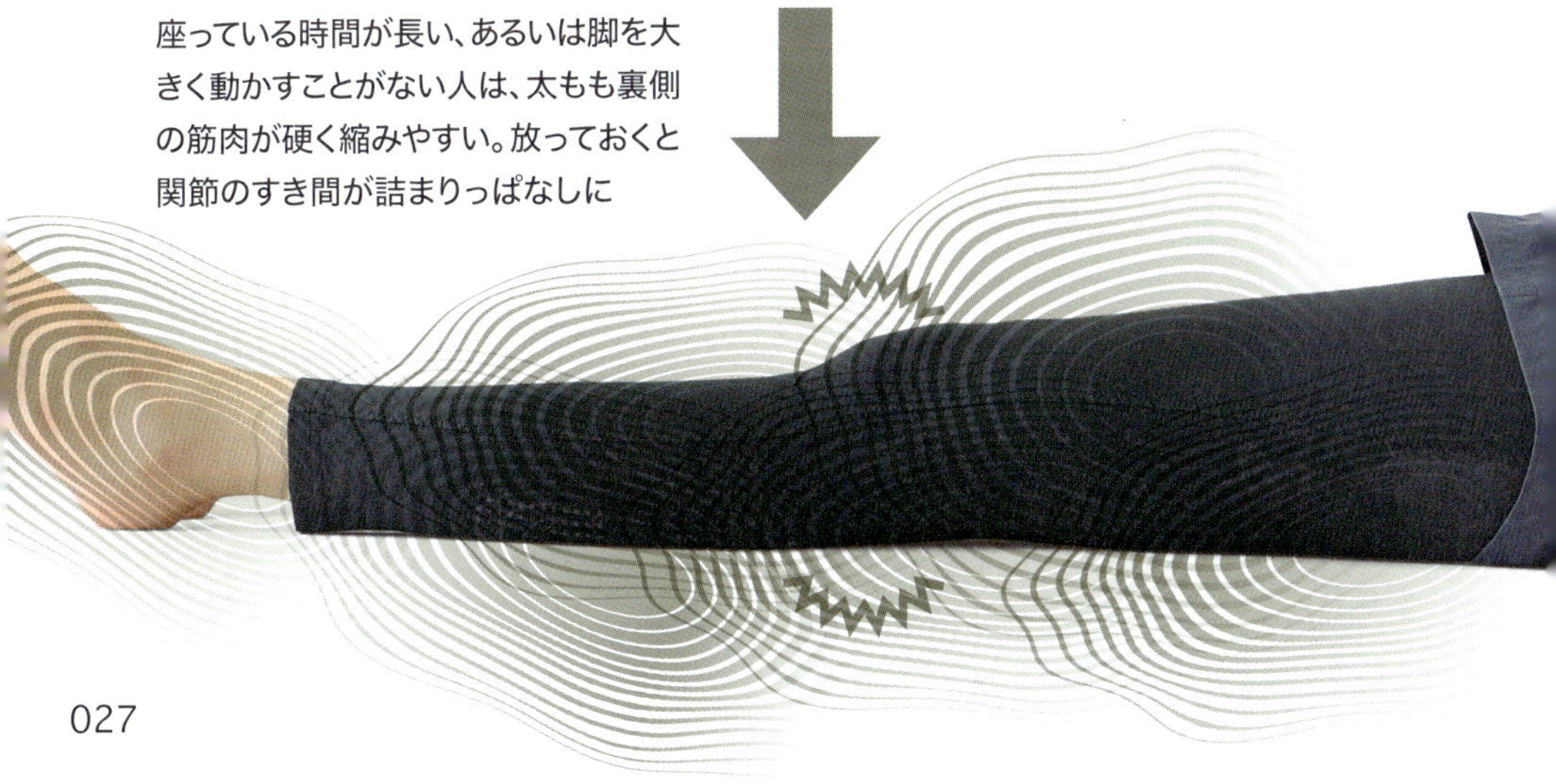

腰痛の9割を防ぐ鍵は2つの筋肉が握っていた

「引き合う動き」の体験者には腰痛を患《わずら》う方も大勢いましたが、そのほとんどは、わずか1か月で痛みが半減していきます。なぜなら腰痛の多くは、腰の一部に集中してしまった負担を分散させるだけで消えていくものだからです。

すでに申し上げたように、胴まわりは骨に守られていないぶん大小さまざまな筋肉が内外から支える複雑な構造です。ここの力学バランスがくずれると、負担が集中し硬くなる部分と働かない部分が生じるようになります。

腰痛は、このように腰の筋肉がアンバランスな状態になって生じるケースがほとんどです。はじめはちょっとした違和感があるだけですが、放っておくと血流が悪化します。すると発痛物質がたまって痛みは強くなり、痛む頻度まで増す。こうして、いわゆる「腰痛持ち」になっていくのです。

「引き合う動き」をすると、背中を引き締めてくれる筋肉や腰椎のアーチをつ

腰まわりの筋肉の中でも弱りがちなのは中臀筋と大腰筋。中臀筋はヒップアップさせる筋肉で、大腰筋は脚を上げ姿勢の維持に使われる筋肉。どちらも背中を引き締め腰椎のアーチを維持する際に働く

くる筋肉を中心に、多くの筋肉が刺激されます。繰り返すうちに硬くなった部分も働かない部分も、だんだん痛み始める前の状態を取り戻すのです。これは日常動作はもちろん、ほかの運動療法からも得がたい効果と言えるでしょう。

ちなみに、ぎっくり腰になるとまったく動けなくなるのは、体を動かすとき最初に働く腰まわりの筋肉に力が入らなくなるからです。

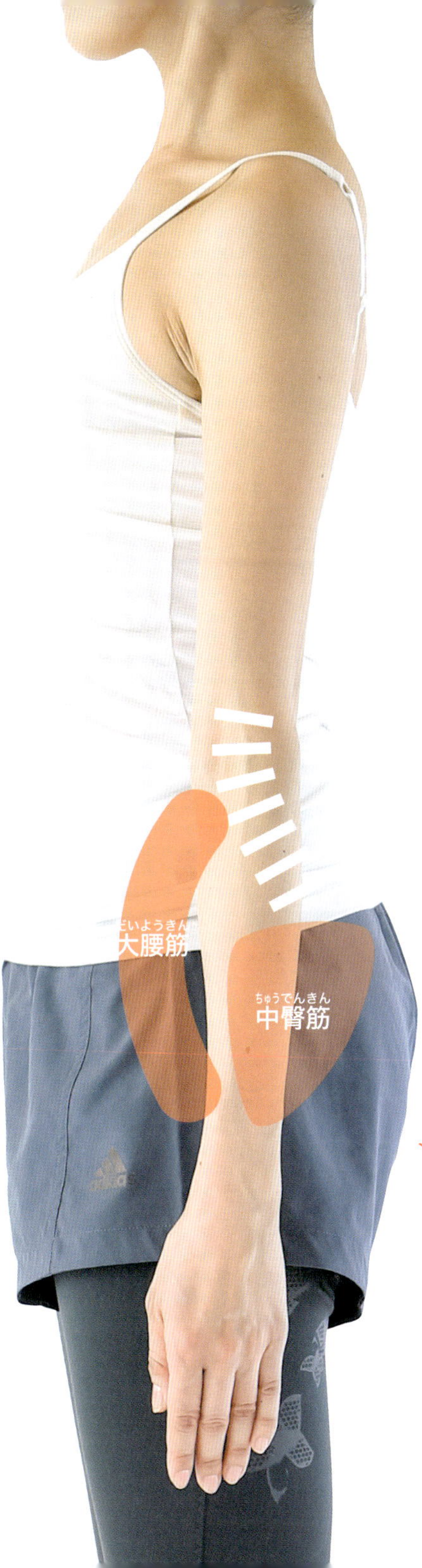

弱りがちな腰まわりの筋肉は２つある

慢性的なつらい腰痛は腰椎の「悪固まり」を疑え

数ある痛みのなかでも腰痛を患う人が多い理由は、人体で最も負担の集中しやすい箇所が腰だからです。腰は、上半身の重みを支えるだけでなく、歩いたり立ち座りしたりする下半身の動作にも深く関わっています。腰にある背骨・腰椎は人体でいちばん大きなアーチを形成していて、背骨の描くS字カーブを支える要《かなめ》。この腰椎のアーチを支えている骨盤の上端（腸骨）あたりは、人体を効率的に動かす「力学」を語るうえでも最重要と位置づけた部位です。

腰椎のアーチは、姿勢の悪化などで腰に負担をかけるとくずれます。そのまま放置すると、腰椎まわりの筋肉や筋膜が固まる「悪固まり」という状態に。「悪固まり」ができると、体を動かすごとに腰にダメージが蓄積するだけでなく、腰の動きが制限されることで上半身と下半身の動きが少しずつ不自然になるため、全身の関節にまで悪影響が及びます。だから腰痛を経験した方の場合、ひ

腰椎まわりの筋肉は、歩く、立つ・座るといった基本動作はもちろん姿勢維持にも使われる。腰自体の動きが悪化すれば腰の筋肉に負担が集中して腰痛になり、肩関節痛や股関節痛、ひざ痛、首の痛みの原因にもなる

ざや股関節、さらには肩などにも痛みが生じやすいのです。

一度「悪固まり」ができると、それを日常生活のなかで解消するのは至難の業《わざ》。体に負担がかかるくずれた姿勢から抜け出せず、そのうち感じる不調が増えて、慢性的なつらい腰痛を抱えるようになります。原因不明と言われるしつこい腰痛は、この「悪固まり」が関係していると思っていいでしょう。

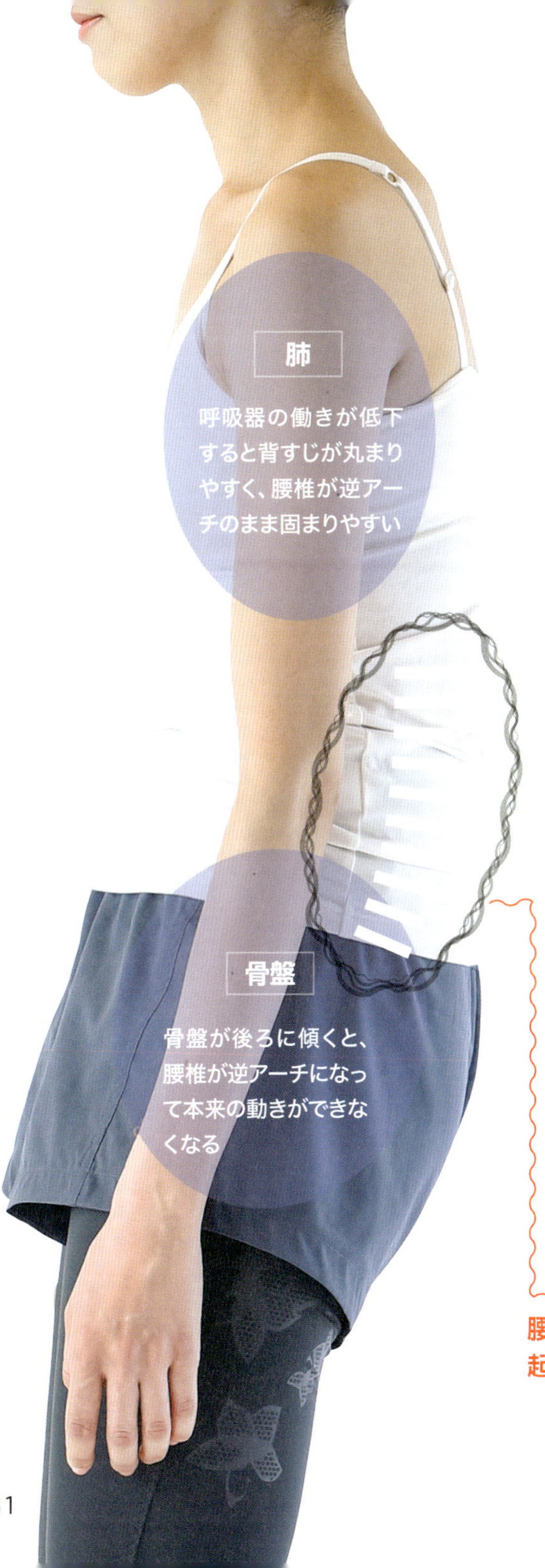
肺
呼吸器の働きが低下すると背すじが丸まりやすく、腰椎が逆アーチのまま固まりやすい
骨盤
骨盤が後ろに傾くと、腰椎が逆アーチになって本来の動きができなくなる

腰椎の動きが悪くなると起きるトラブル

1 「関節のすき間」を取り戻す

**ひざ関節でクロスする
4つの筋肉がうまく働き、
関節のすき間が復活**

「引き合う動き」で最初に行う、ひざを曲げるステップでは、❷太もも背面の筋肉（大腿《だいたい》二頭筋《にとうきん》）

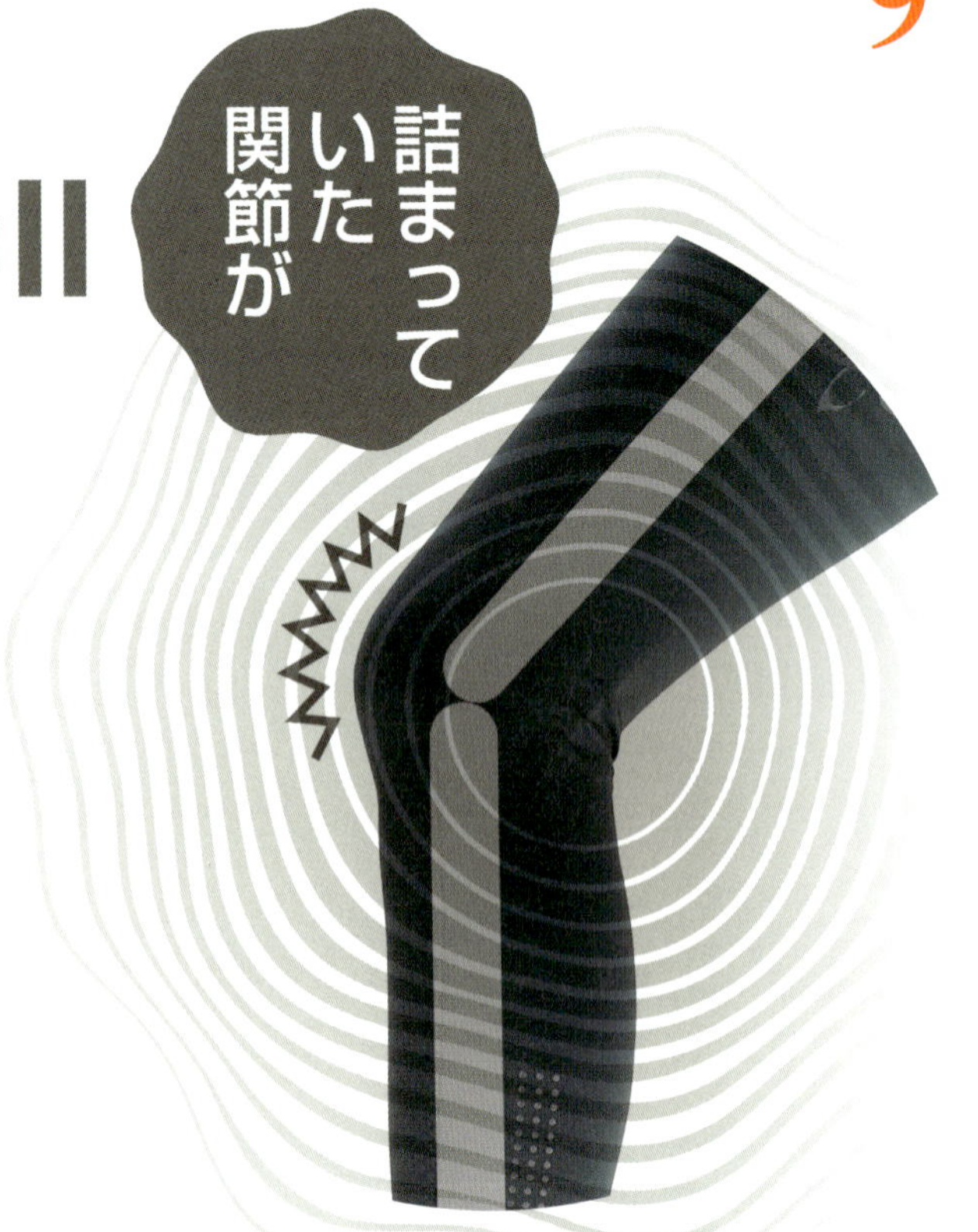

が働き、次のひざを伸ばす動作では、❶太もも前面（大腿四頭筋《だいたいしとうきん》）が働きます。

さらに足首を曲げる動作では、❸すね（前脛骨筋《ぜんけいこつきん》）と❶太もも前面（大腿四頭筋）、足首を伸ばす動作では、❹ふくらはぎ（下腿三頭筋《かたいさんとうきん》）と足の裏（足底筋《そくていきん》）が働きます。

ひざ関節につながる、太ももと下腿の前面・背面の4部位にある筋肉を偏りなく自力で伸び縮みさせましょう。これを繰り返すうちに、ひざ関節を詰まらせていた筋肉がゆるみます。すると、だんだん適度な関節のすき間を取り戻していくのです。

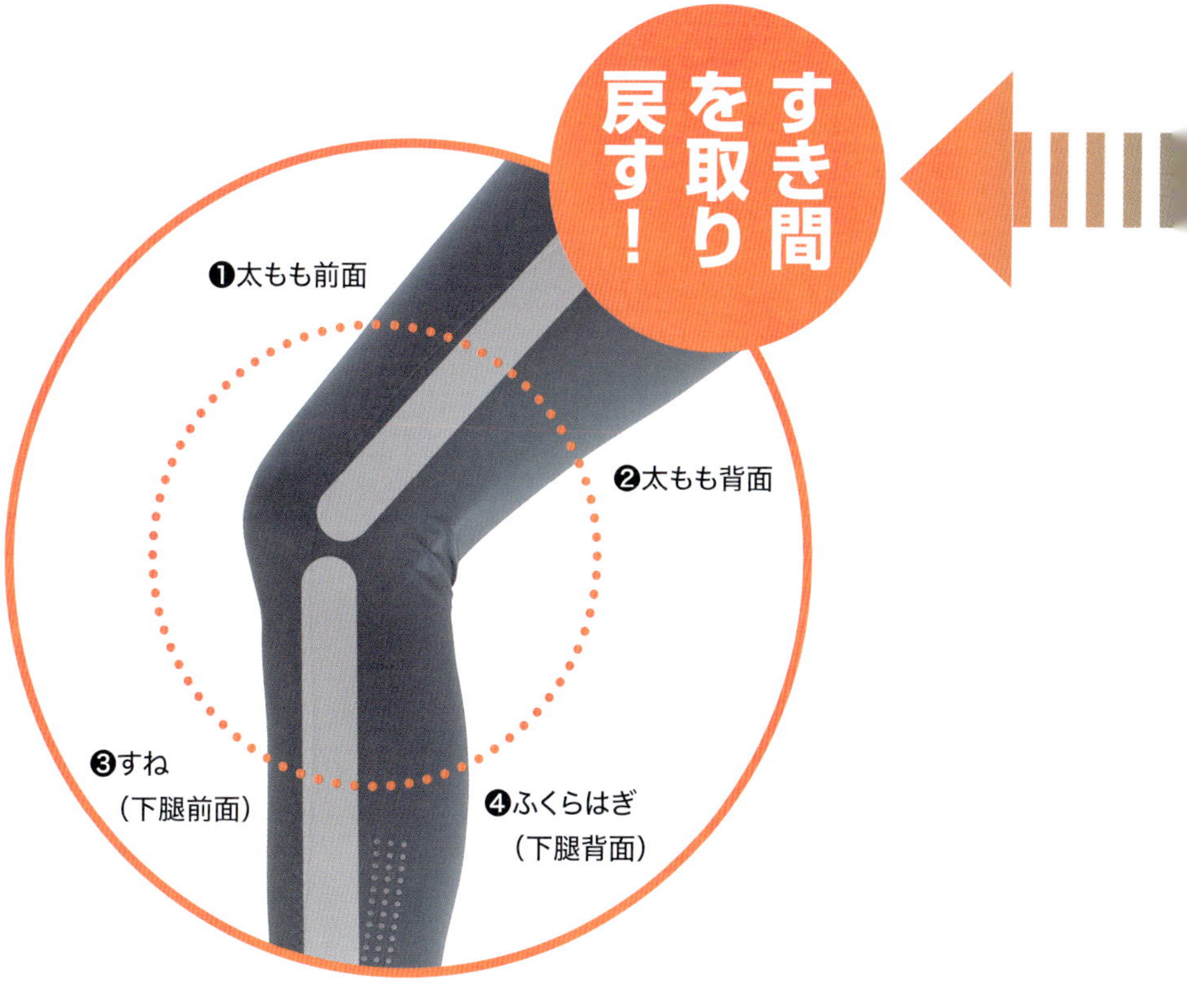

2 「悪固まり」を解消する

腰まわりの筋肉を伸び縮みさせると、硬直した腰がゆるむ

「引き合う動き」の、ひざを引き寄せてから伸ばしていく動作では、日常生活では使われない角度

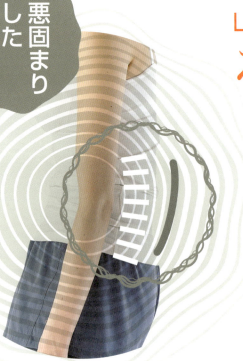

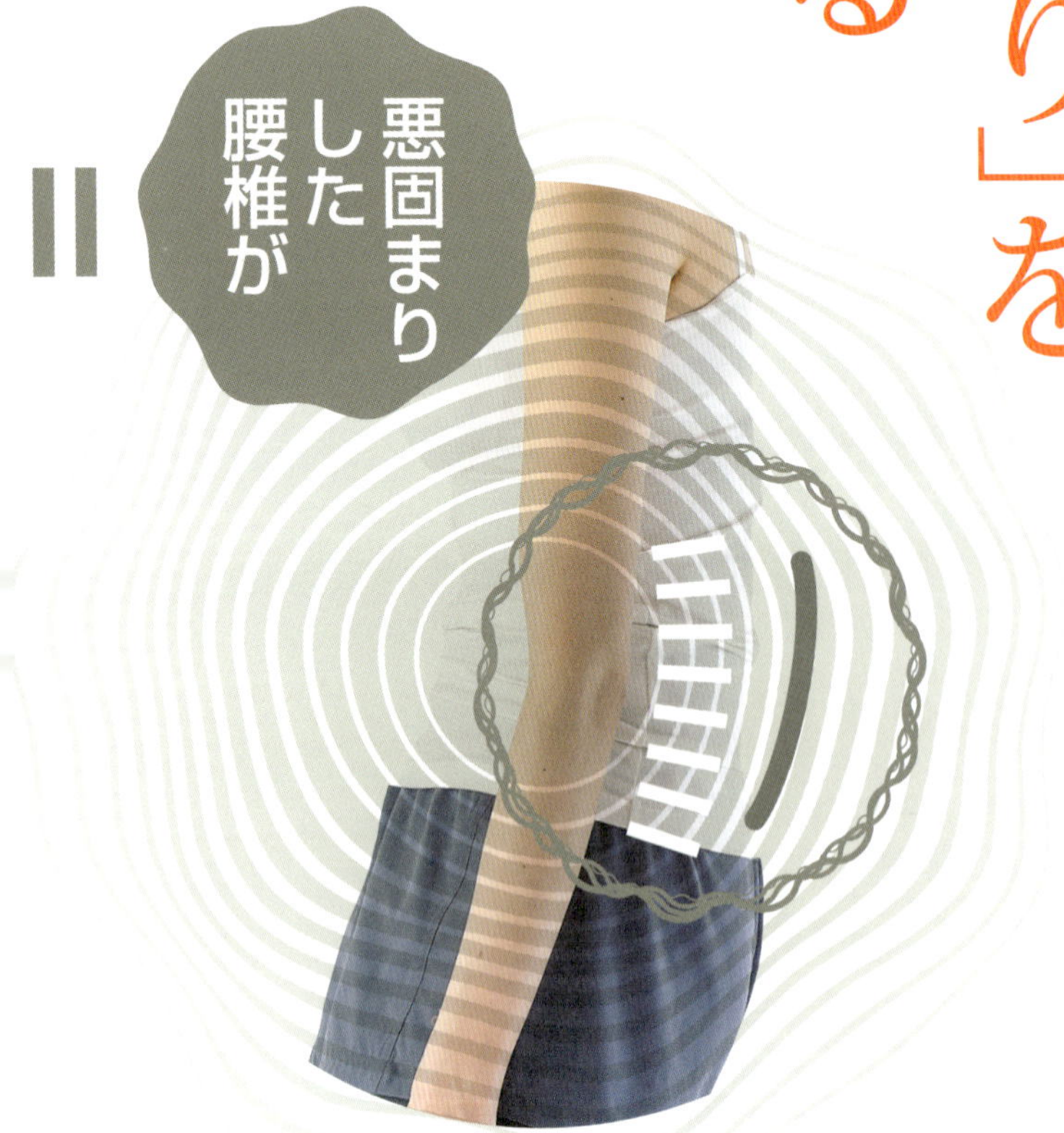

まで、しっかり股関節を曲げます。引き寄せる動作で使われるのは、腰の深部にある腸腰筋《ちょうようきん》（大腰筋、小腰筋、腸骨筋の総称）と、太もも前面（大腿四頭筋を構成している大腿直筋《だいたいちょっきん》、縫工筋《ほうこうきん》）です。

股関節を伸ばす動作では、太もも背面（大腿二頭筋）とお尻（大臀筋《だいでんきん》）を刺激。太ももやお尻にある大きな筋肉、そして腰の深部で姿勢維持などに活躍する深層筋がバランスよく伸び縮みするようになります。

すると、まず体内のどこかで固まって不調や痛みを呼んでいた部分がゆるみ、しだいに腰椎の「悪固まり」までゆるんでいくのです。

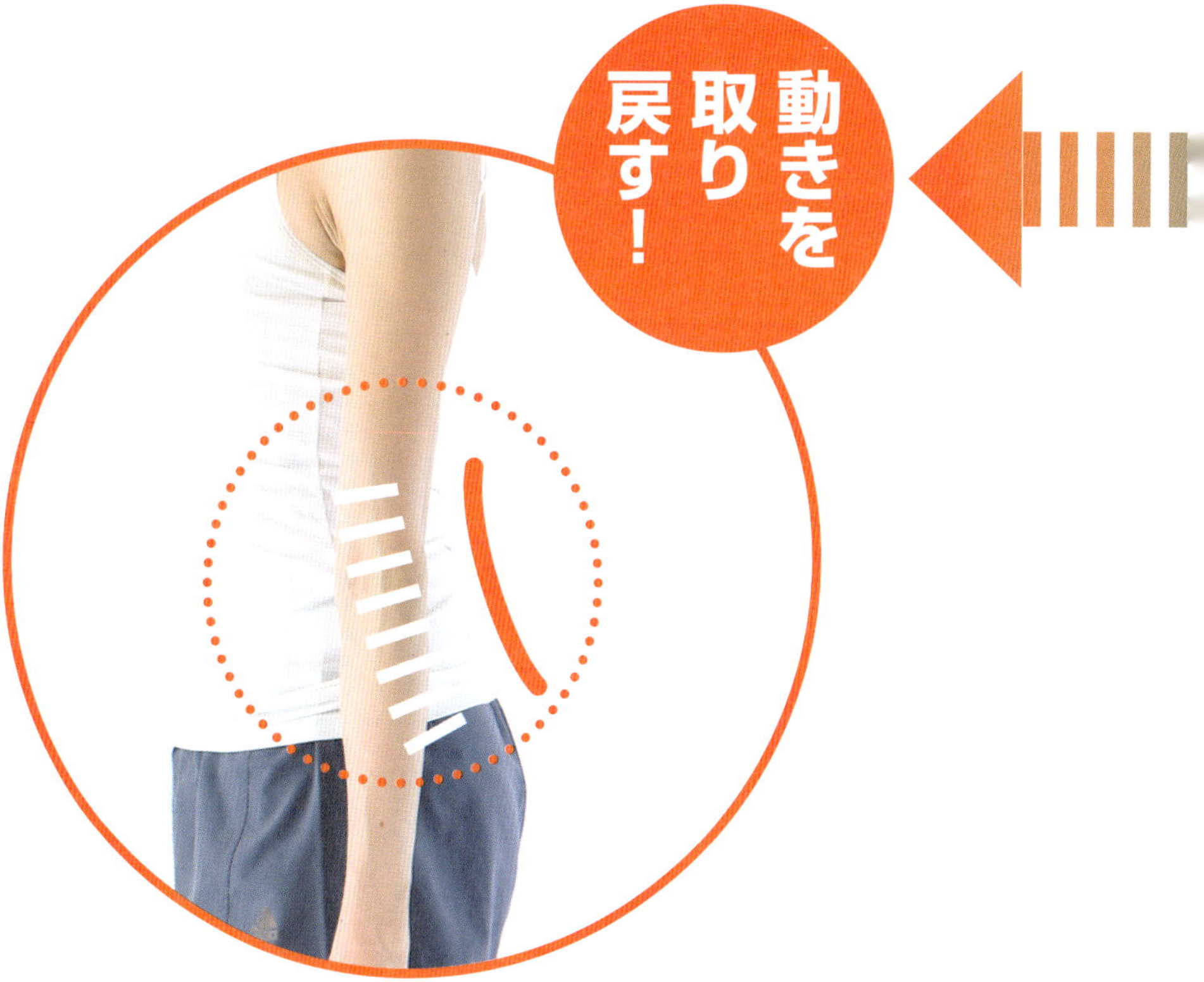

3 「大腰筋」が働くようになる

大腰筋が使えていないことで起きた痛みや不調が消える

腰の深部にある大腰筋は、たくさんある背骨と太ももの骨をつなぐ重要な筋肉です。運動選手などはかなり発達していますが、体の弱った方の多

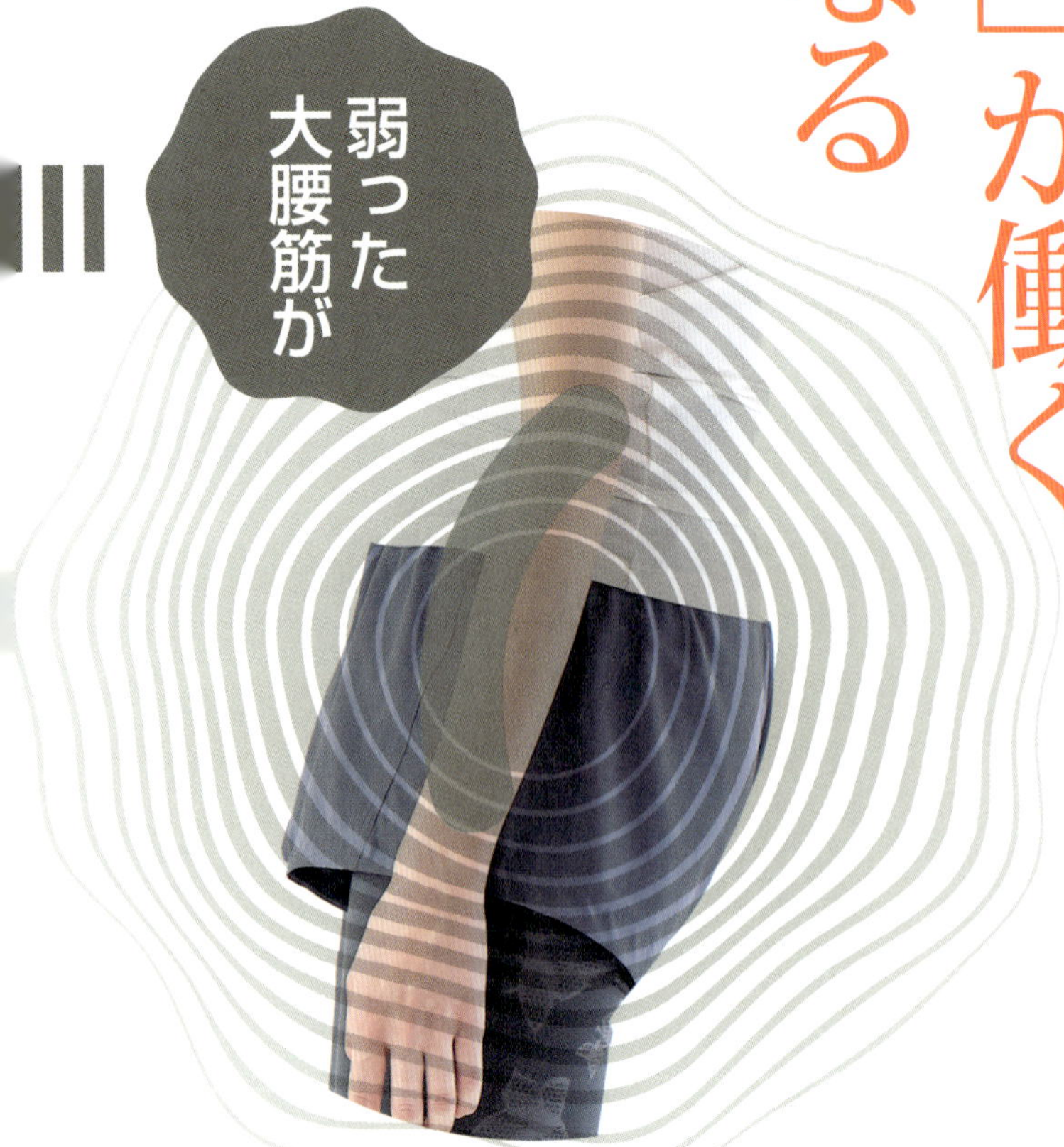

くは、ここがやせ細ったりゆるんだりしてうまく機能していません。

　大腰筋が機能していない人でも「引き合う動き」を継続して伸び縮みさせるうちに、本来の力を取り戻します。すると大腰筋が動かないことで力学的に悪影響を受け固まっていた腰椎だけでなく、その上にある胸椎までしだいにゆるむのです。こうして腰や骨盤まわり、さらには上半身の筋肉も適度にゆるんでいきます。

　大腰筋のような体の深部にある筋肉が自然に使われる状態を取り戻せば、動いてもブレにくい、しなやかな体幹に。そうすると、どんな動作をしても体への負担がかかりにくくなり、痛みや不調も遠ざかります。

つねに腰まわりの筋肉がゆるまないのは、眠ろうとしているのに腰のせいで体が覚醒しているような状態で、疲れをリセットできません。そんな方でも、大腰筋が復活して腰がゆるむと深く眠れるようになります。しかも姿勢や動作を支えコントロールする腰自体の機能も回復するため、すべての動作が楽になるのです。

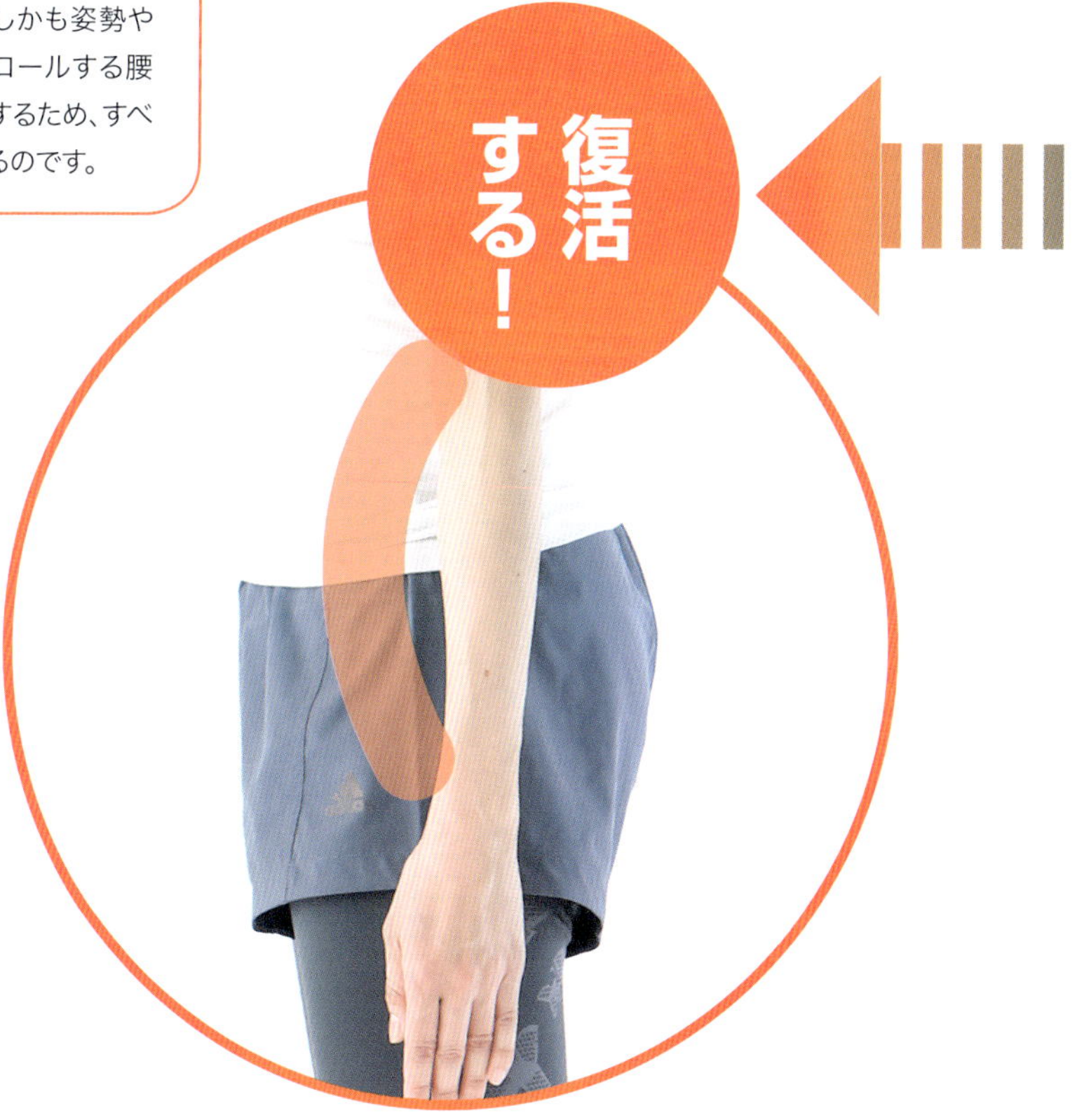

固まっていた腰がゆるむと疲れまでとれるように

column

ひざの痛みは大病の前触れ!?

「ひざ痛は大病の前触れ」という考え方をご存じでしょうか。明らかな外傷など例外は除き、がんや脳梗《のうこう》塞《そく》といった大病を患った方の多くが「そういえば2、3年前から、ひざが痛かった」とおっしゃいます。この場合、いくらひざをケアしても完治せず、のちに大病を患うことに。ですから原因不明のひざ痛なら「大病につながる不具合が別の部位で生じ、そこが担うべき負担がひざに集中したのではないか」と私は考えます。ここで言う別の部位とは、腰です。

腰周辺には臓器や筋肉などが詰まっており、ここにトラブルが起きると、すぐ近くにある背骨や股関節の動きが悪化します。前後左右、あるいはひねるなどの動きができる背骨や股関節の動きが悪くなれば、その動きを肩代わりする部位が必要に。こうして本来、前後の動きしかできないひざは酷な状況に追い込まれ、痛むようになるわけです。原因不明の関節の痛みは、体の発するSOSだと思いましょう。

PART 2

「引き合う動き」をやってみよう！

「引き合う動き」を始める前にこれだけは知っておこう

本書の「引き合う動き」は4つの手順で構成されていますが、体にしっかり効くよう行うコツは、たった2つしかありません。

まず、すべての動作を「流れるように」行うことがなにより大事です。一動作行うごとに止めると、脚と腰など各部位の筋肉の連動が途切れ、余計なところに力が入りやすくなります。流れるように行えば、上半身と下半身の各部位の筋肉と関節が勝手にうまく連動するため、硬直した部位も、逆にゆるんで力が入らなくなった部位も、スムーズに動き始めるのです。

次に気をつけるべきは、腰をつねに意識し自分の脚の重みを腰で支えながら動かすことです。これによって、硬直していた腰椎まわりや腰の深部にある大腰筋などの筋肉が適度に刺激され、各部位が本来の機能を取り戻していきます。

ここで自分の脚以上に重い負荷をかけると、働くのは体の表面にある筋肉ば

1

2

かりに。痛みや不調を呼び寄せる、体内の力学バランスがくずれた状態から脱するために必要なのは、体の深部にある筋肉の働きです。自分の脚の重みを利用するのは、体の深部で弱っている大腰筋などの筋肉を刺激し復活させるためなのです。

この2つだけ意識しながら「引き合う動き」を行えば、痛みや不調はどんどん遠ざかります。

成功させる
2つのコツ

コツ I
流れるように行う

コツ II
腰を意識し続ける

肩関節と股関節は360度回せて非常に複雑な動きができますが、ひざ関節にできるのは前後に曲げ伸ばしする動きだけ。とてもシンプルな構造で誰でも簡単にできるし、脚の重みを使うことで固まってしまいがちな腰を刺激しやすいからです。

なぜ「引き合う動き」をひざ関節で行うのか？

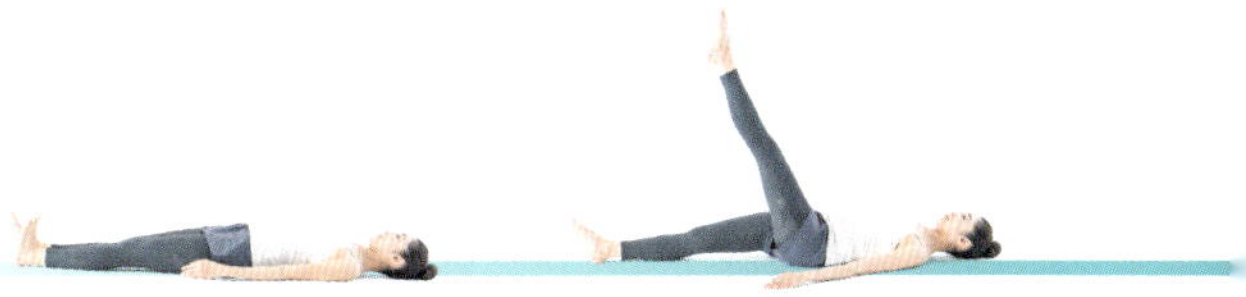

3

4

手順 1

ひざを引き寄せる

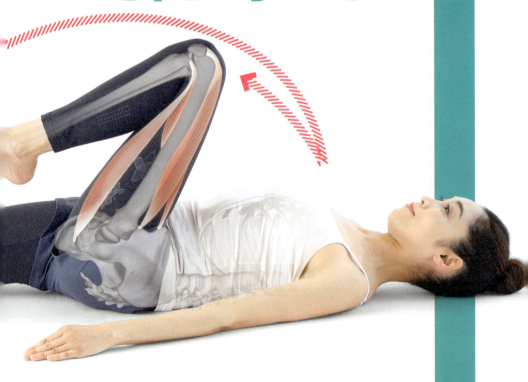

やり方

あお向けに寝て片ひざを曲げ、そのまま胸に引き寄せる。
このとき、腰がよく伸びるように腕でひざを抱えてもよい。
もし動きが硬いところや動かすと痛むところがあれば、
無理のない範囲で、ひざを動かす角度や方向を変えて刺激しよう痛みや不調を抱える方の多くは、腰が硬くこわばっていたり腰椎のアーチがつぶれたりしているので、ゆるめるための準備として腰を伸ばします。それから筋肉をギュッと縮めて放すと、こわばりがゆるみやすくなるのです。続けるうちに腰椎がスムーズに動くようになり、自然とアーチができます。

股関節を曲げるときは、腰の深部にある腸腰筋と、太もも前面（大腿直筋、縫工筋）を刺激。さらにひざを曲げるときは、太もも背面（大腿二頭筋）が働きます。

NG 床に背中がついていないと腰が伸びない。首や肩が緊張してもスムーズに動作できない

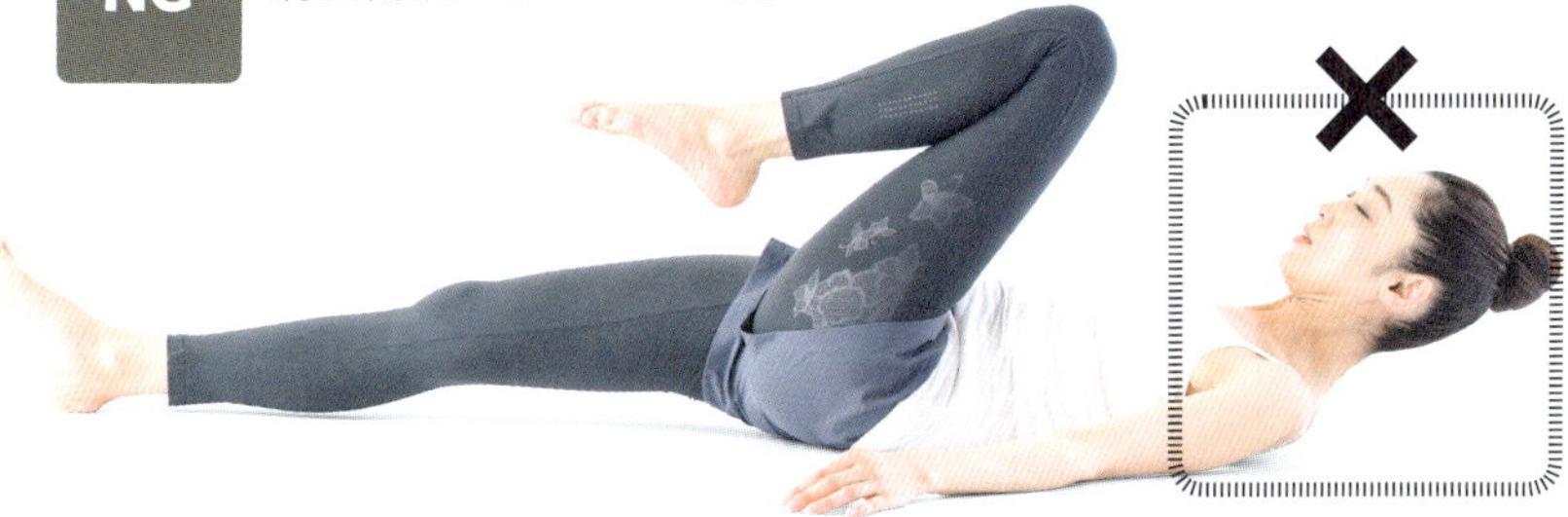

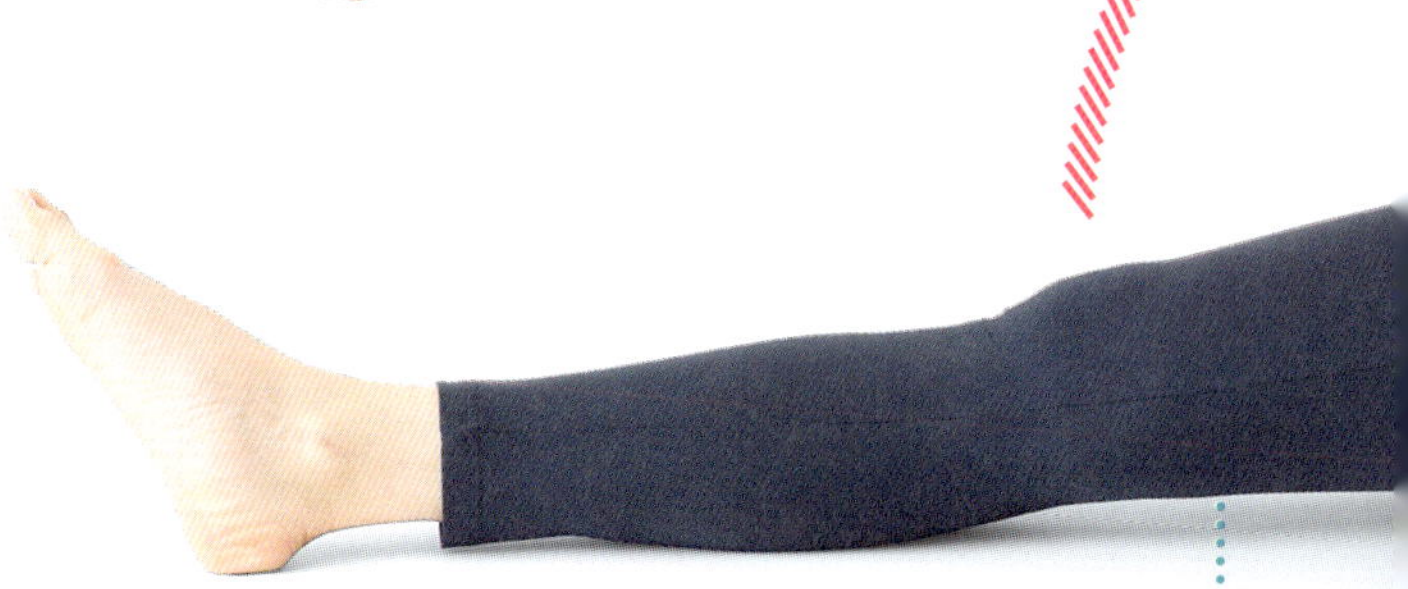

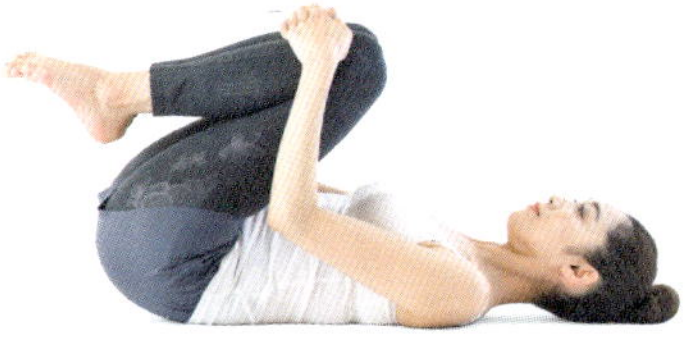

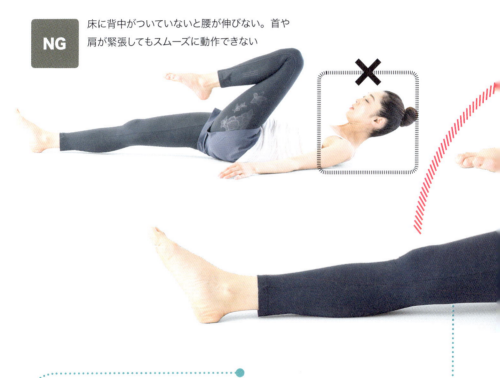

両ひざを抱え、手も使って前後左右にじっくり脚を動かしてみよう。腰や股関節の動きの悪い部分や硬さを感じる部分があっても、だんだんゆるんでくる

手順 2

脚を上げながら伸ばす

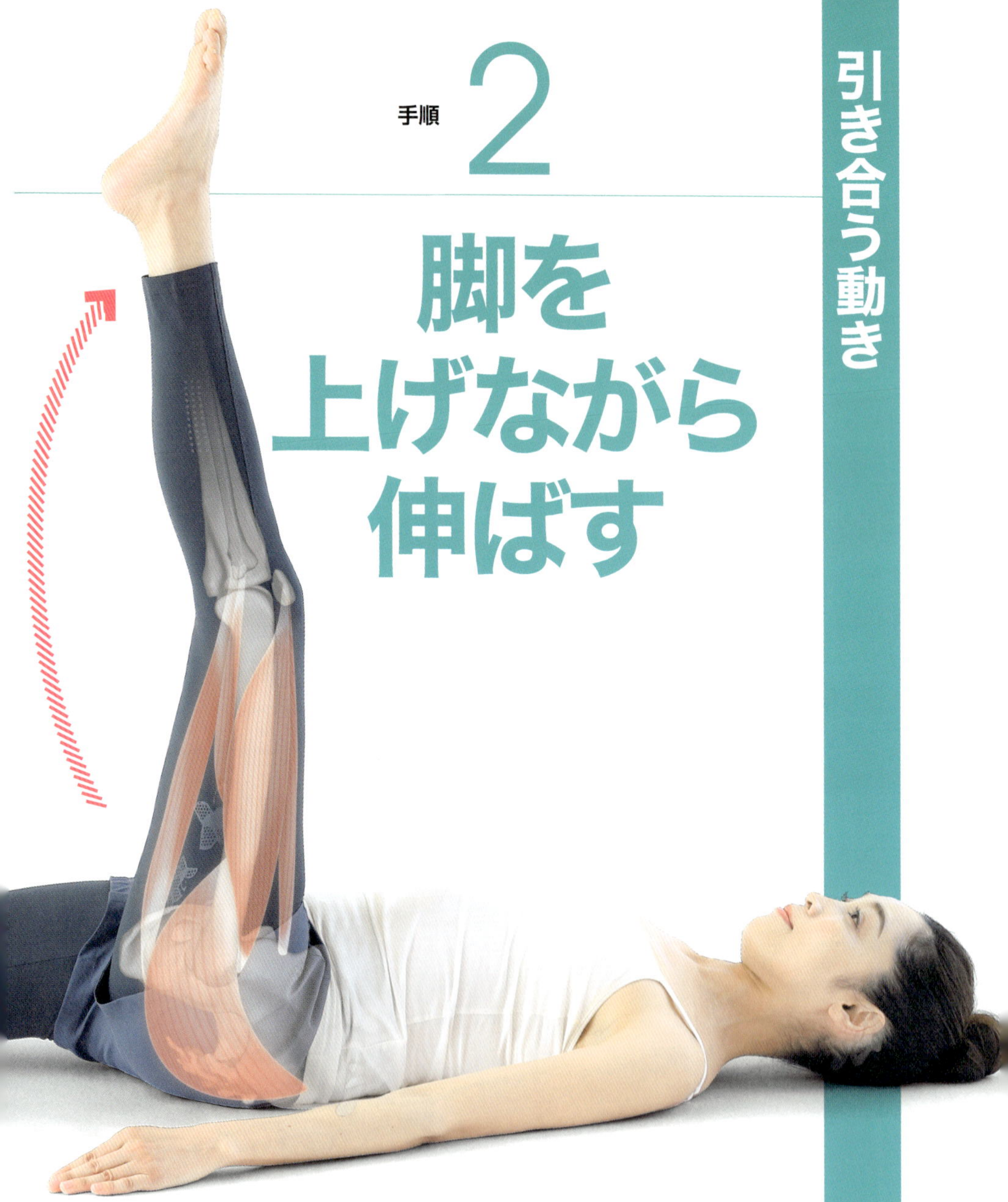

やり方 天井方向に足先を上げながら、太もも背面を気持ちよく伸ばしていく。ひざは伸ばしきらなくていい。腰からのつながりを強く意識しよう

股関節とひざ関節、太もも背面の筋肉を適度に伸ばす動作です。股関節を伸ばすときは、お尻（大臀筋）と太もも背面（大腿二頭筋）を刺激。ひざを伸ばすときは、太もも前面（大腿四頭筋）が働きます。

なによりも大切なのは、脚の裏側に伸びを感じること。股関節を動かすときは、腰を意識したまま連動させるイメージを保ちましょう。何度か行ううちに動きがよくなり、効果を実感しやすくなります。

脚に力がこもるほどピンと伸ばしたり
かかとを突き出したりしがち。
そうすると脚にばかり力が入り
腰との連動が途切れてしまう

NG

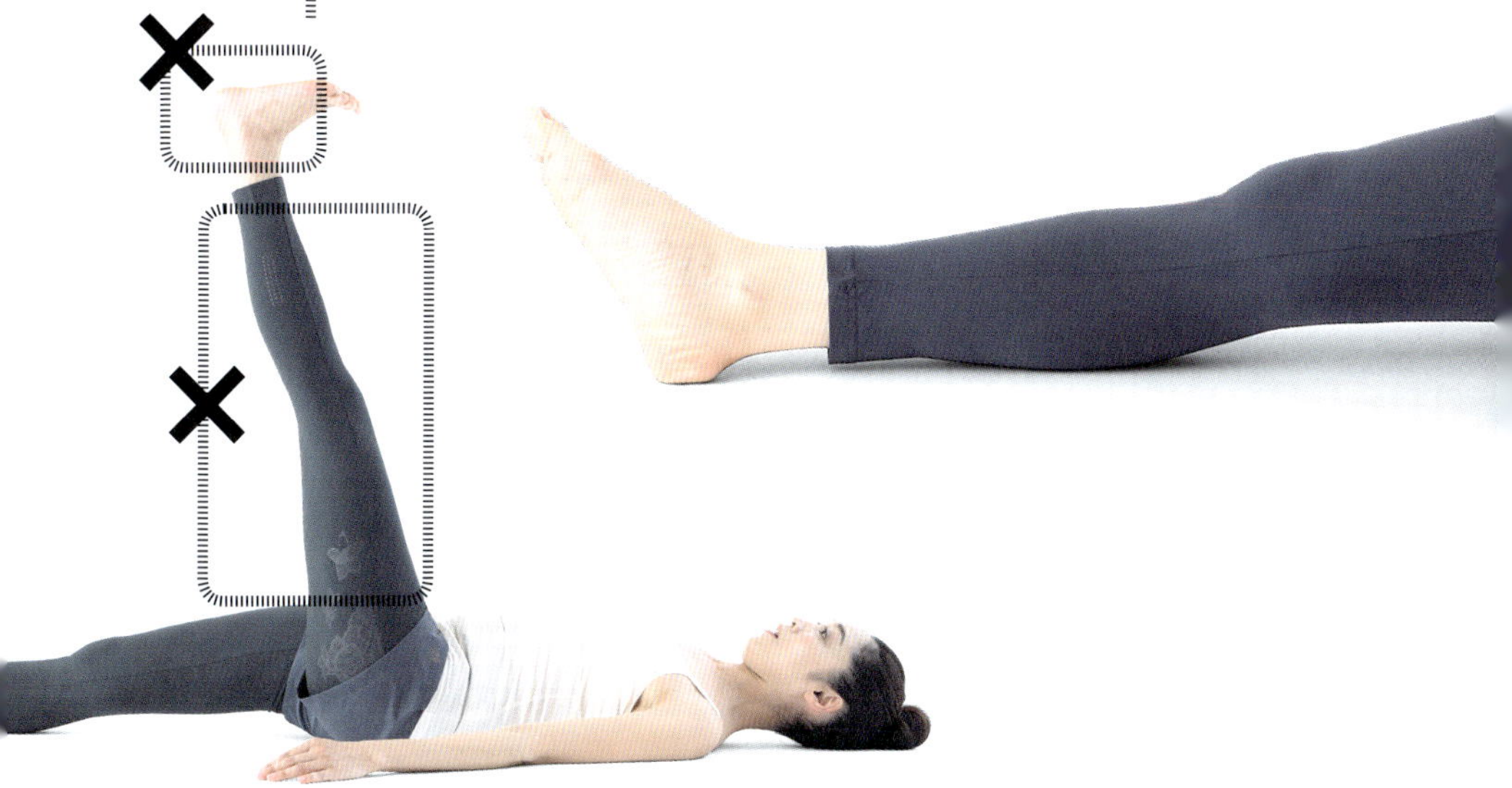

手順 3

脚を下ろしていく

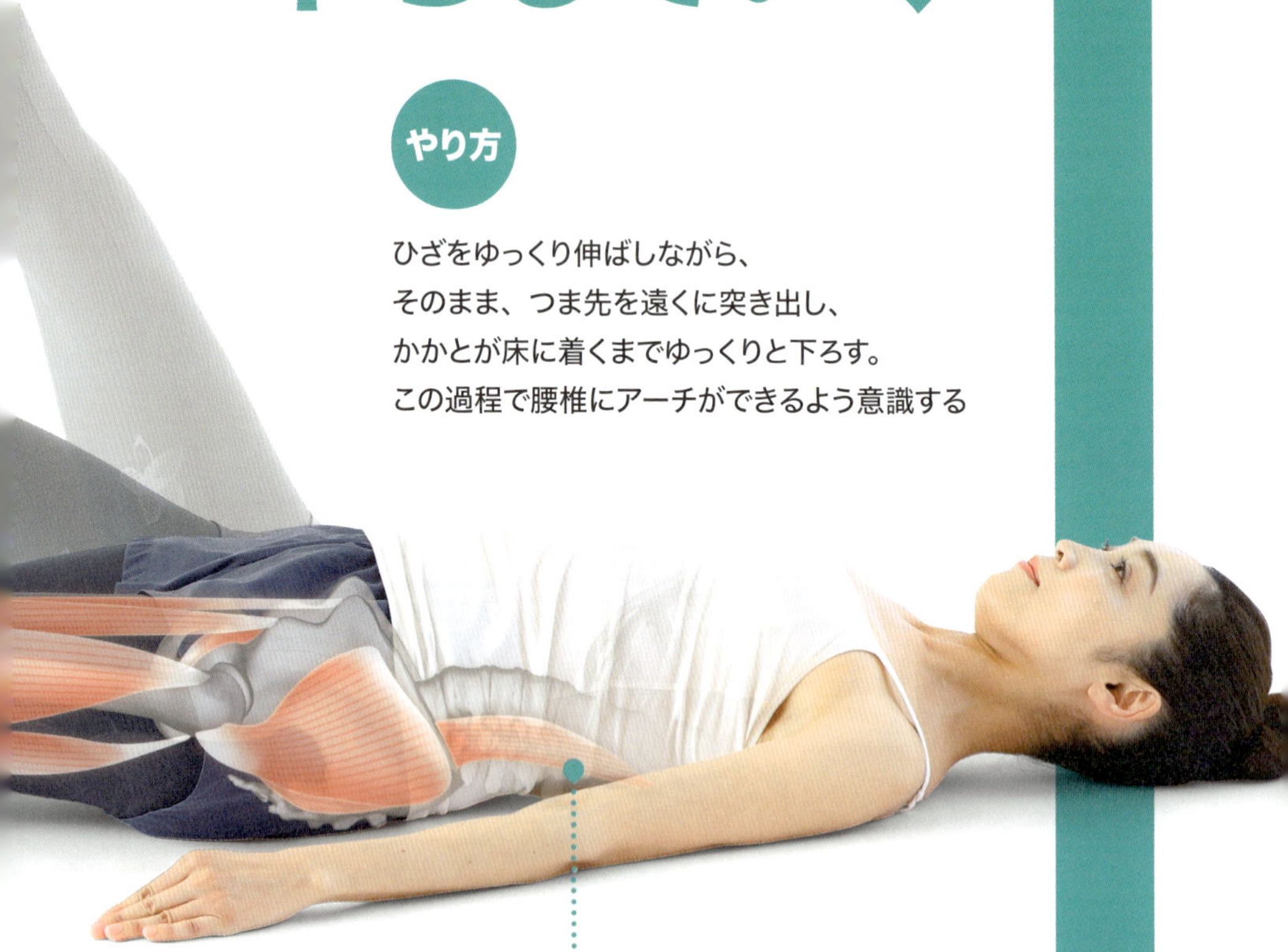

やり方

ひざをゆっくり伸ばしながら、
そのまま、つま先を遠くに突き出し、
かかとが床に着くまでゆっくりと下ろす。
この過程で腰椎にアーチができるよう意識する

この動きが成功すると、腰から脚までが連動し腰椎3番を中心に反り（アーチ）ができていく。どこかによけいな力が入ると腰椎 3 番より上に負担がかかり、力学的に強いアーチができない骨盤の上端（腸骨）を刺激し、腰椎にアーチをつくる動作です。脚と腰を連動させ、腰に脚の重みがしっかりかかるよう意識しましょう。あお向けになったときに、骨盤の上端あたりにこぶし1つ入る程度に腰椎の反りができるのがベストです。ひざを伸ばしながら脚を下ろすときに、太もも前面にある大腿四頭筋と背面の大腿二頭筋、腰にある大腰筋を刺激。足首を伸ばすときには、ふくらはぎ（下腿三頭筋）と足の裏（足底筋）が働きます。

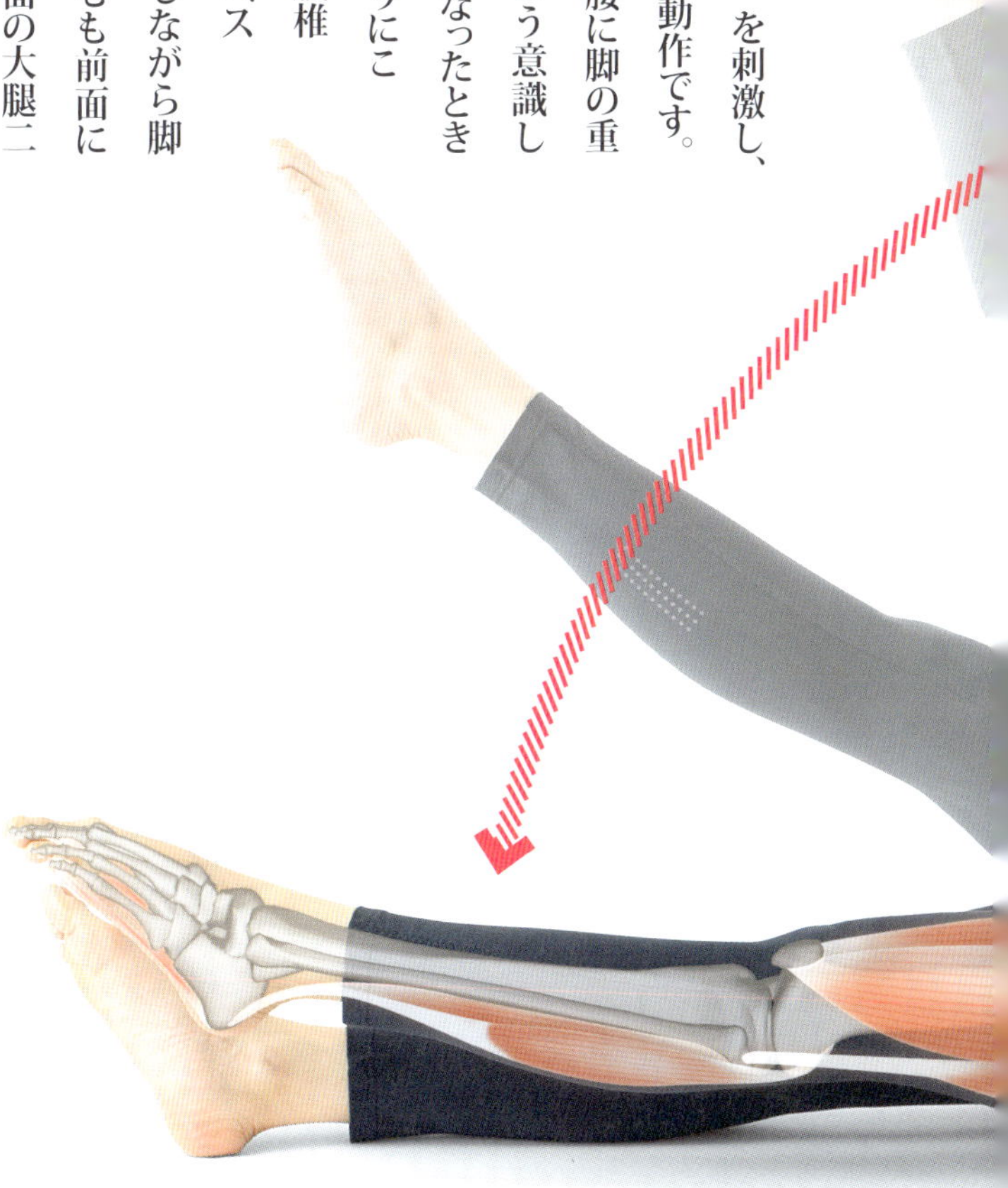

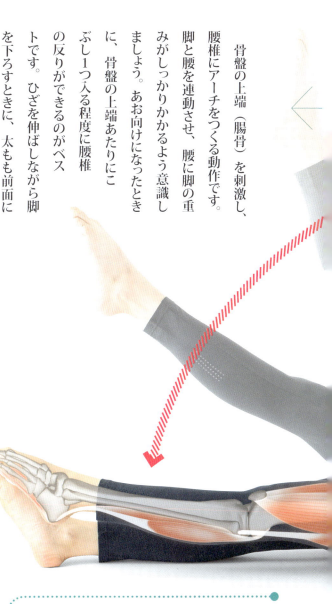

一度伸ばしていったひざが曲がるとしたら、腰への意識が抜けて脚との連動が途切れた証拠。はじめからやり直そう

NG

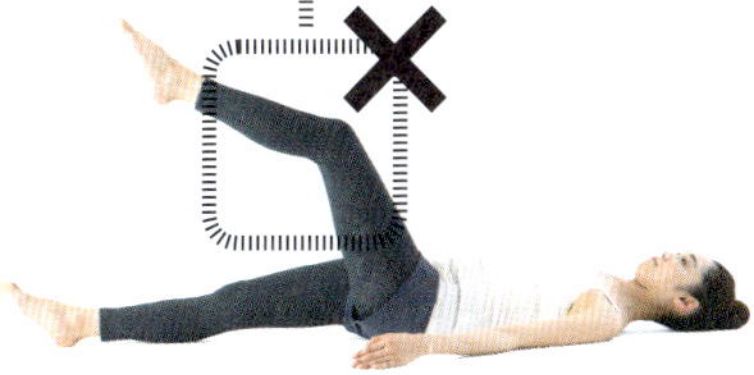

腰椎３番を中心にアーチができていく

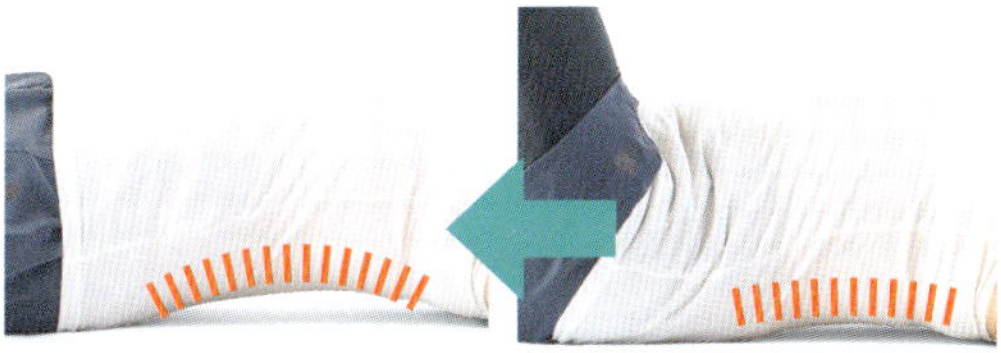

手順 4

足首を曲げ伸ばしする

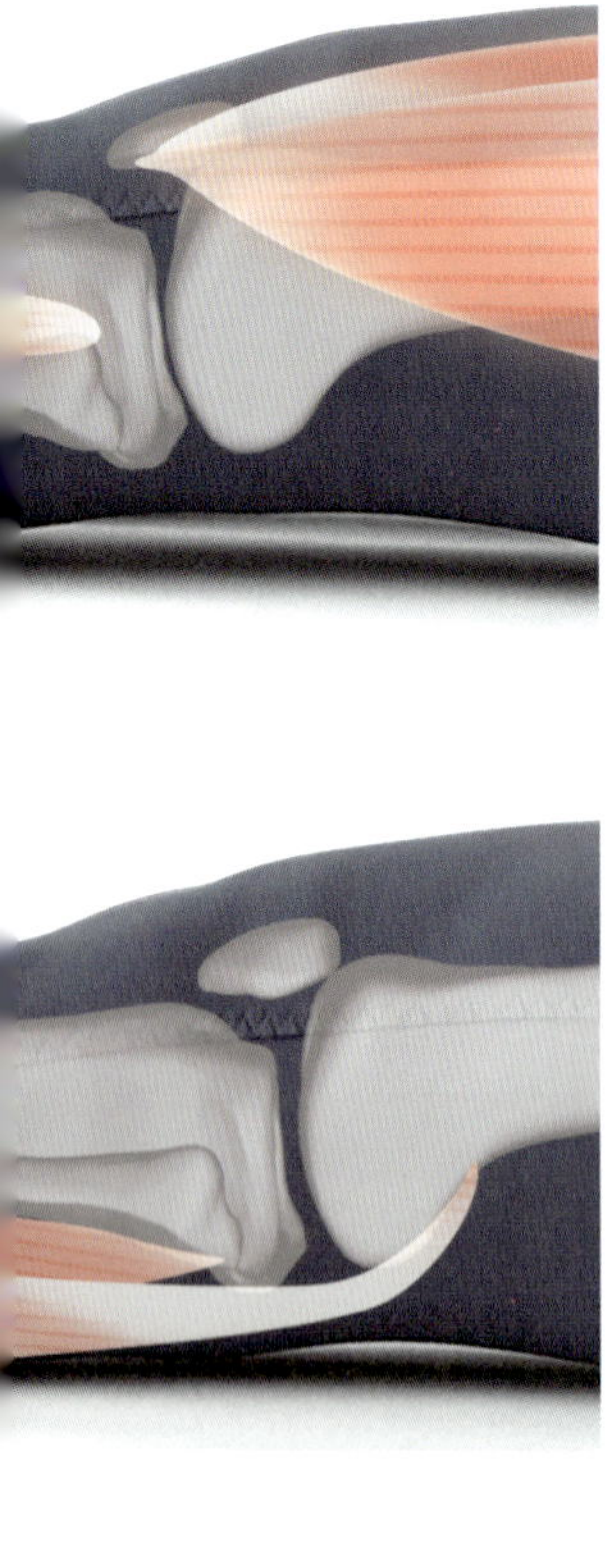

やり方

かかとが床に着いたらつま先を手前に起こし、
かかとを突き出すようにする。
次につま先を倒して足の甲側を伸ばす。
これを2、3回繰り返したらゆっくり脱力。
1～4の手順で、反対側の脚も同様に行おう

腰椎のアーチを保ったまま
足首を動かす

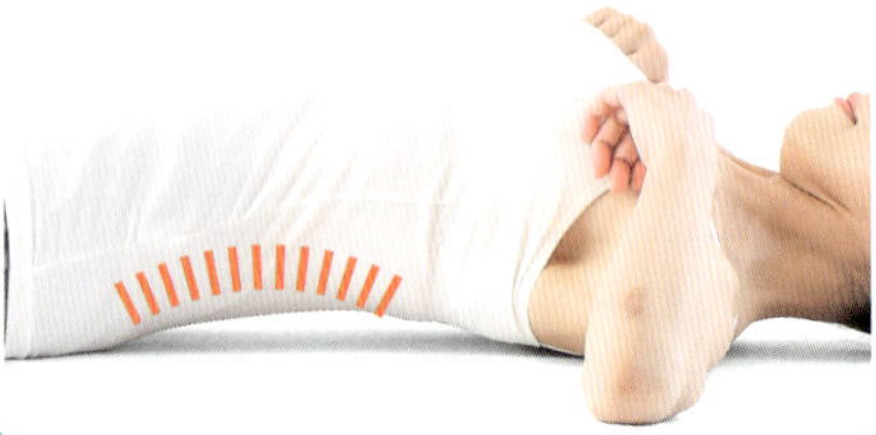

詰まった足首とひざ関節をゆるめ、適度なすき間をつくる動作です。つねに腰を意識することで腰から足先が連動し、動きの悪い部分に勝手に効いて腰椎のアーチがさらにできやすくなります。

このとき足首を過度に曲げると、かえってこわばったり、連動が途切れたりするので要注意です。足首を曲げるときは、すね（前脛骨筋）と太もも前面（大腿四頭筋）が働き、伸ばすときは、ふくらはぎ（下腿三頭筋）と足の裏（足底筋）が働きます。

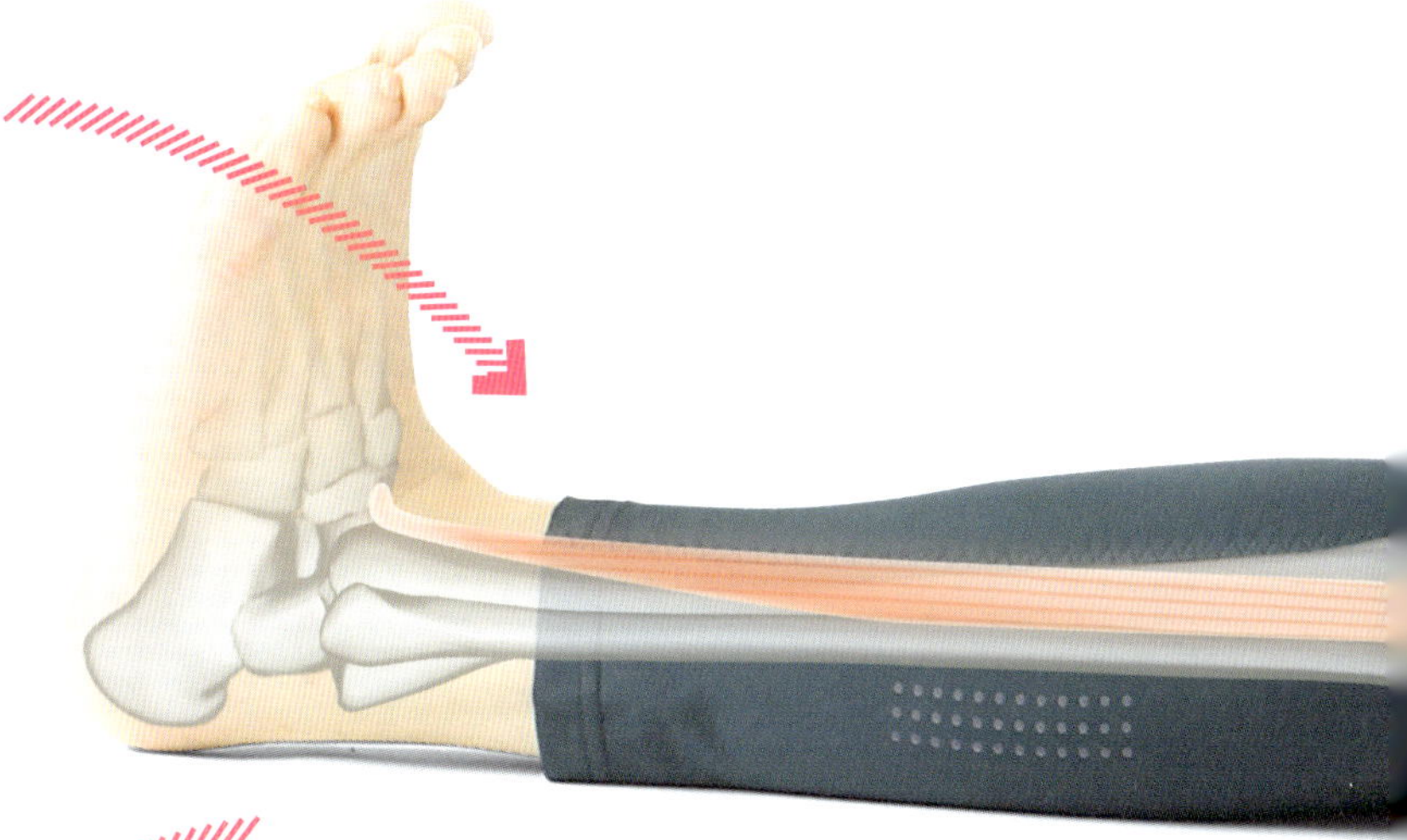

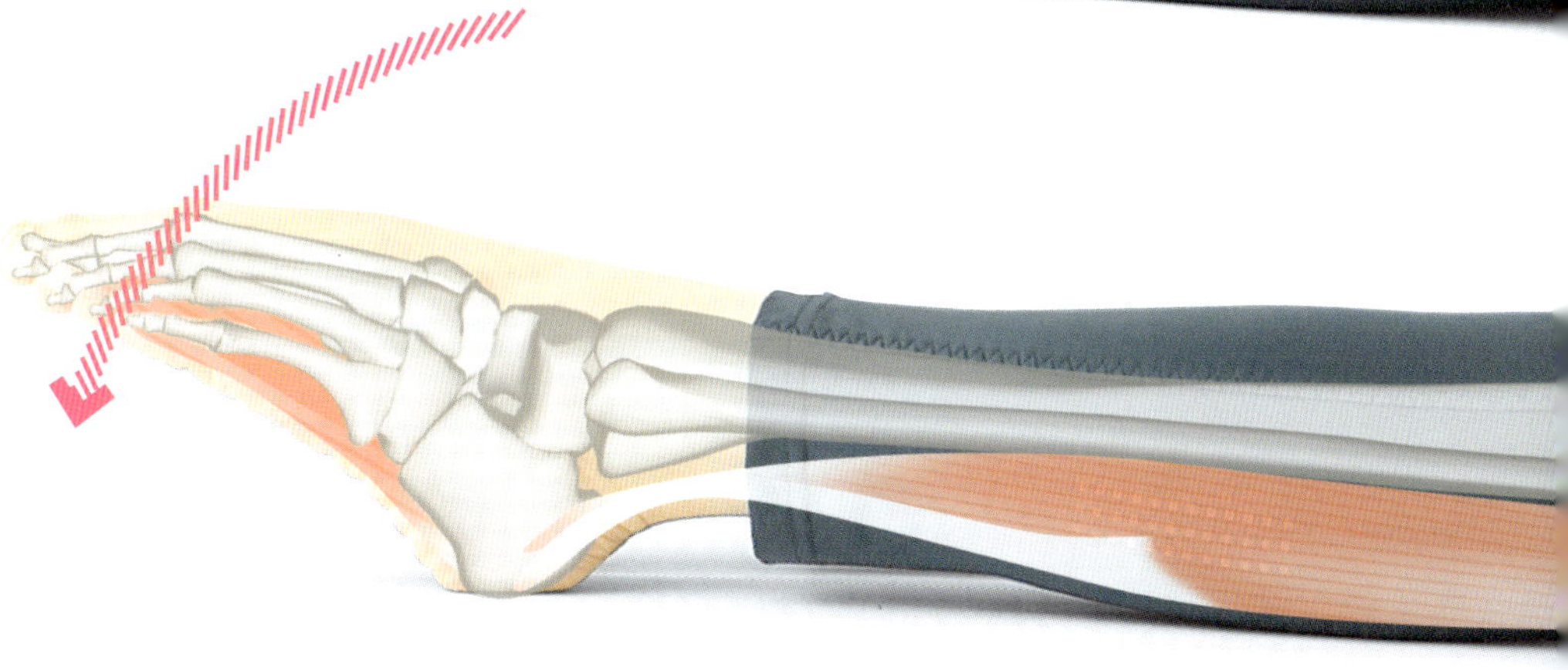

「引き合う動き」が成功すると……

1 深い呼吸が自然にできる！

足首の曲げ伸ばしまでを終えたら、ゆっくり全身の力を抜くと自然に下腹部がふくらむような深い呼吸が起こります。この深い呼吸は、全身の連動がうまくいって、呼吸の際に働く筋肉までがゆるんだシグナルです。

この呼吸は「引き合う動き」の工程にはない、

アーチができた腰をゆるめゆっくり全身の力を抜くと……

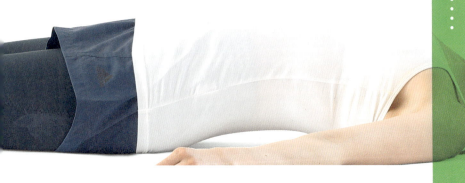

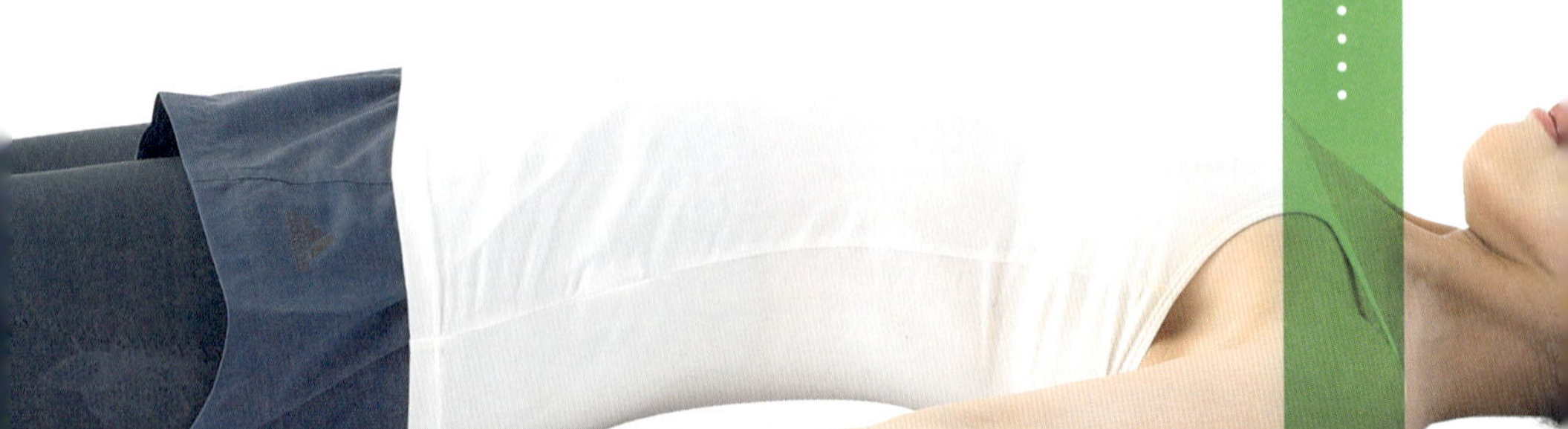

まったく何も意識せずに起きるもの。足から胸郭までが連動すると、こわばっていた横隔膜《おうかくまく》や肋間《ろっかん》筋《きん》まで刺激され自然にゆるみます。だから下腹部がふくらむような深い呼吸が、意識することなく行われるのです。

この深い呼吸が楽にできるようになったら「引き合う動き」がうまくいった証拠です。自信を持って続けてください。

続けるうえで実践するタイミングや回数を気にする方もいらっしゃいますが、集中して行えば、いつでも1日1回でも効果は得られます。寝る前や朝起きてすぐなど、習慣化しやすいタイミングに行いましょう。

呼吸で使う筋肉がよく働くようになる

横隔膜がよく動いて
下腹部が
ふくらむような
深い呼吸ができる

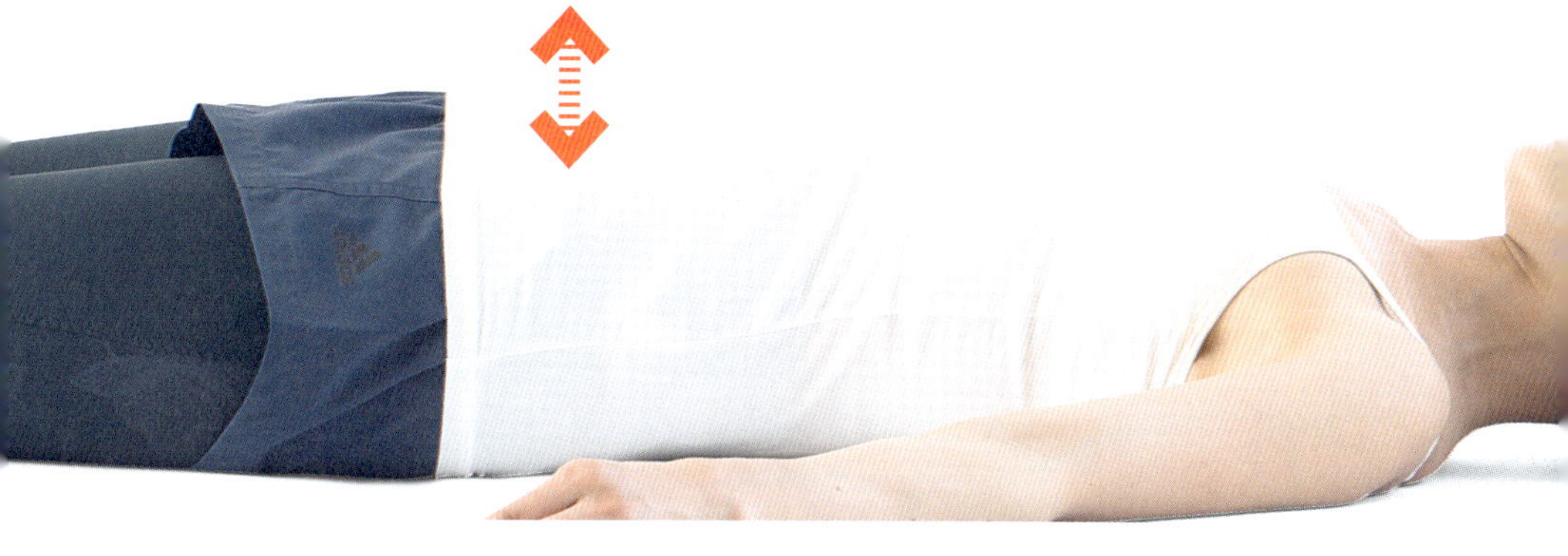

2

「引き合う動き」が成功すると……

たった1回でこんなに体は変わる！

痛みや不調を呼ぶ

広がってしまった背中

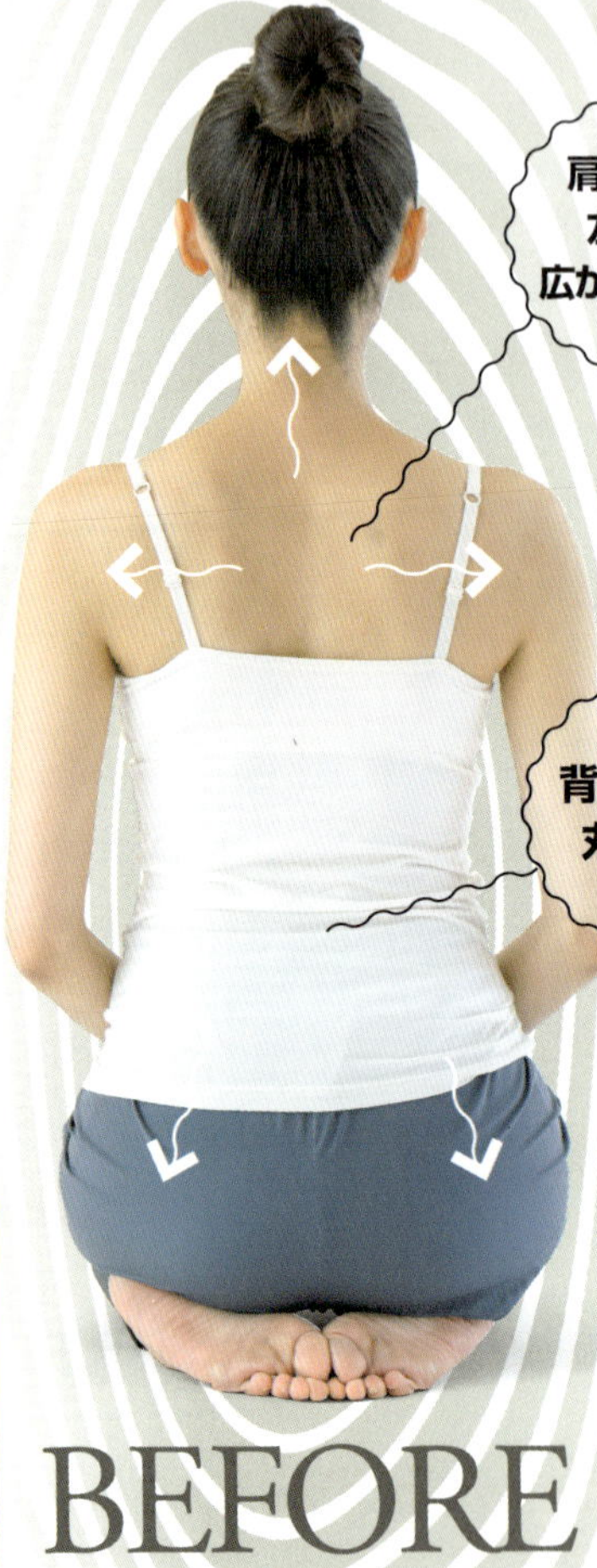

肩甲骨が左右に広がっている
背中と腰が丸くなる
BEFORE

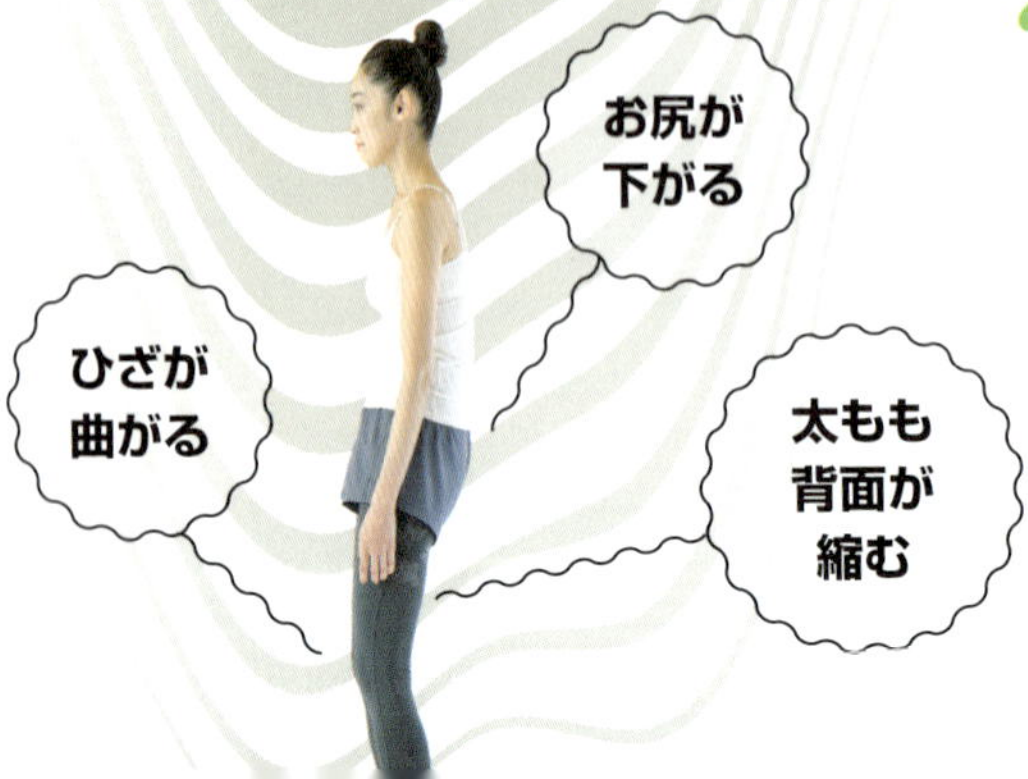

お尻が下がる
ひざが曲がる
太もも背面が縮む

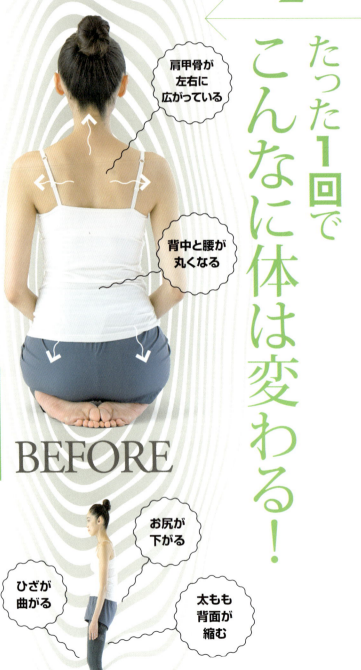

病気や痛みに強い
引き締まった背中

本書の「引き合う動き」をしっかり行えば
たった1回でも体形は変わります。
前後の変化をご紹介しましょう

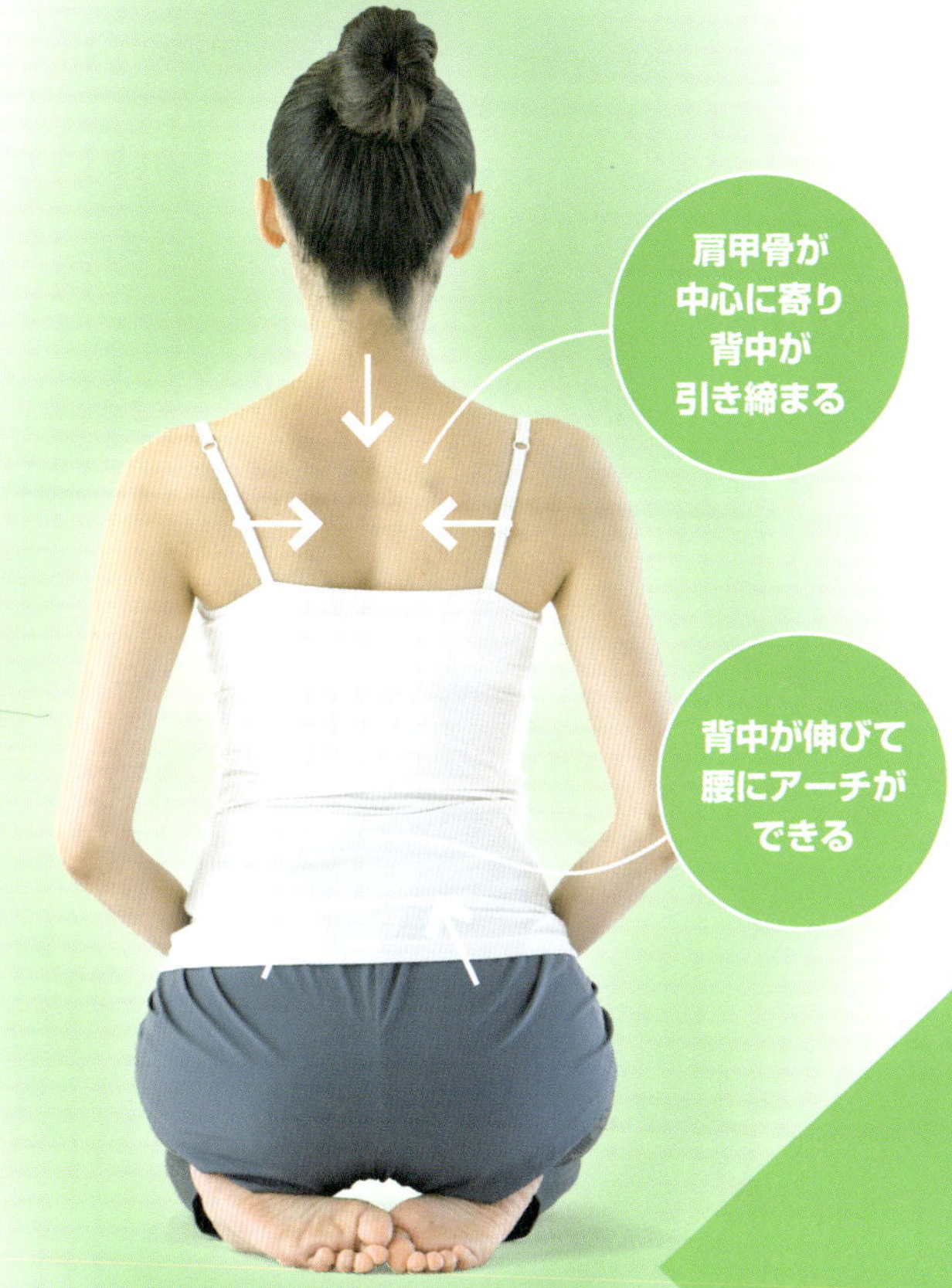
肩甲骨が中心に寄り背中が引き締まる
背中が伸びて腰にアーチができる

AFTER

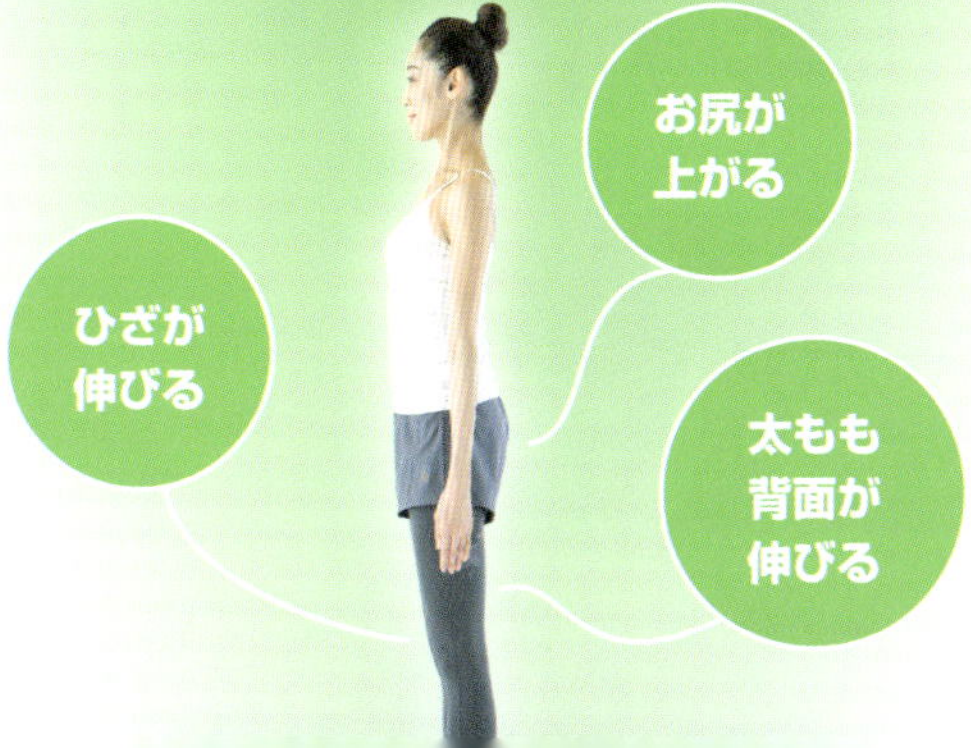
お尻が上がる
ひざが伸びる
太もも背面が伸びる

体験者は語る①

ひどい股関節痛やぎっくり腰、ひざ痛、足首のゆるみが解消！

詰まっていた足首の関節が1回ですっきり伸びる感覚があった

仕事の質が上がったうえ、念願のジョギングまでできるように

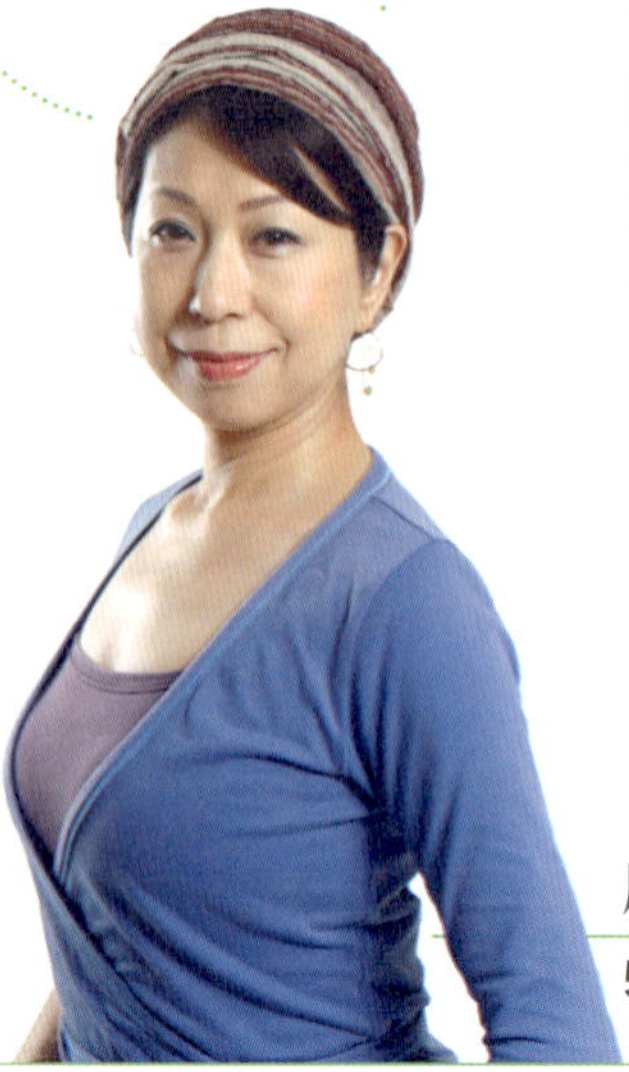

庄司利香さん

52歳

長年、さまざまな体の不調に悩まされてきました。まず、小学生のときに右の足首を捻挫《ねんざ》してから足首が極度にゆるくなり、捻挫を繰り返すように。ひどいときには、椅子に腰掛けて足首をブラブラ揺らしただけで捻挫してしまうほどでし

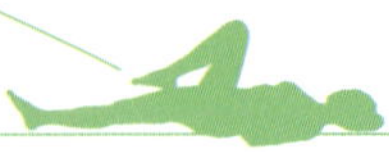

た。そして20代後半に長男を出産した直後から、ひどい冷えに悩まされるように。真夏でもセーターを着ないと寒いほどで、季節を問わず靴下が手放せなくなりました。この時期は母乳育児で1年半ほど寝不足が続き、腰が冷えて痛むなどの症状も出始めました。エアロビクスのインストラクターをしていたので、体力を過信し頑張りすぎてしまったようです。

ぎっくり腰に悩まされるようになった30代

30代半ばに復職してからは、股関節がきちんとはまっていないようなゆるみを感じ、ぎっくり腰を繰り返すように。さらに股関節が炎症を起こし、痛みで歩けなくなります。ただ座っているだけでも股関節と腰が痛む有様でした。もちろん家事もままならず、1か月ほど仕事を休んで寝ているばかりに。こうした不調を抱えるたびに、接骨院や鍼《はり》、カイロプラクティックなどに駆け込み、どうにか乗りきっていました。

40代半ばになると股関節痛がいよいよ深刻に

そして45歳ごろ、股関節の痛みが増してきました。長時間歩いたりヨガのポーズをとったりすると、股関節の神経に針を刺したような鋭い痛みが走るのです。当時はシングルマザーになりたてで、東日本大震災で被災した母を介護しながら

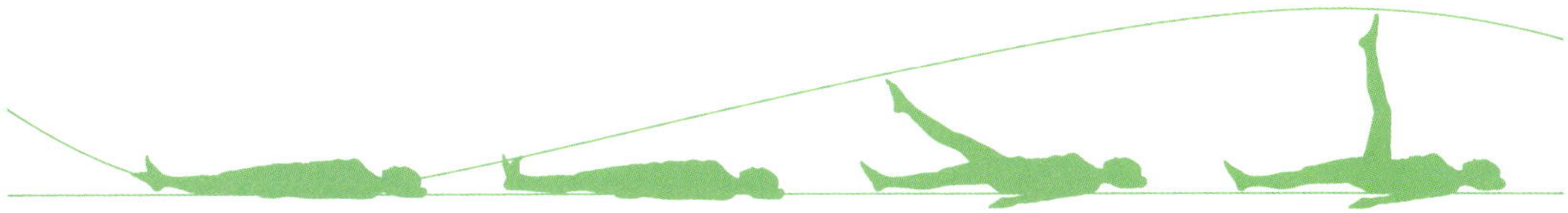

ヨガインストラクターとして生計を立てていました。そのため私にとって、ひどい股関節痛は「仕事を続けられないかもしれない。食べていけないかもしれない」と思い悩むほどの死活問題だったのです。

　仕事と家事、介護のすべてをひとりで回さないといけない状況だったため、体に負担がかかったのでしょう。階段の上り下りでひざが痛むようになり、小走りもできなくなりました。

原因不明の嚢腫《のうしゅ》が、さまざまな不調の引き金に

　49歳のとき、旅先で足腰の疲れを癒そうと前屈したところ、右ひざが大きく内側に入ってしまい「いよいよ、ひざが壊れた」とものすごく怖くなりました。数日後にはひざ裏にゴルフボール大の塊《かたまり》が飛び出してきました。接骨院では「ベーカー嚢腫」と診断され、ひざはパンパンに腫れてスカートは絶対にはけない状態に。

　こうして足首から始まり、長年かけて負のスパイラルに巻き込まれるように不調がどんどん増えていったのです。

　そんなときに「引き合う動き」を教えてもらい、祈るような気持ちで朝晩左右2回ずつ行いました。やってみると足首の関節の奥からゴリゴリ音がして、詰まっていた関節がすっきりと伸びるかのような感覚があったのです。

　「これで足首やひざ、股関節、腰が正しい位置に戻る！」という確信が持て、1か月で痛みが軽減しました。

ジョギングができるほどの回復を遂げた！

いまでは針を刺されるような股関節の痛みは皆無で、長く歩いてもヨガのポーズをしても痛まなくなりました。足首のゆるみも、右足は全快し左足もほんの少し違和感がある程度に。ひざも、階段の上り下りや小走りをしても痛みはなく、念願のジョギングができるようになりました。そのうちに、ひざ裏のゴルフボール大のベーカー嚢腫まで見た目にわからないくらい引っ込んだのです。筋肉がついてきたせいか足腰の冷えもなくなり、サンダルなどの夏のファッションも楽しめるようになりました。腰痛やぎっくり腰も、いまはまったくありません。

「引き合う動き」を始めてたった10か月で、あらゆる不調が解消されたことに驚いています。一時は続けられないことを覚悟したヨガも、無理なくポーズがとれるようになっただけでなく、むしろパフォーマンスが上がりました。

私は体を壊す過程と、治す過程の両方を経験したことで、ヨガの生徒さんの悩みや痛みに寄り添いながら指導できるようになりました。この経験は大きな宝物です。これからも体のメンテナンスのために「引き合う動き」を続けていきたいと思います。

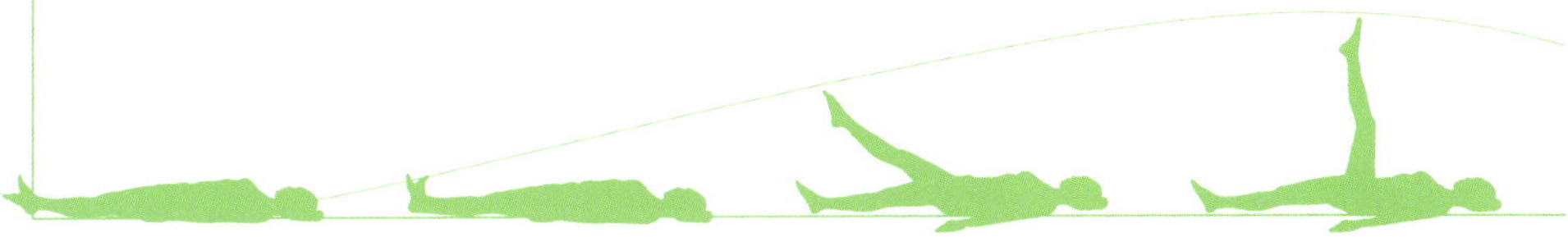

体験者は語る②

歩くのもつらかった腰痛やひざ痛、股関節の違和感が解消！

たった10日間「引き合う動き」をしただけで、すべての不調が消失

横断歩道で思わず駆け出せるほど体が軽々と動くように

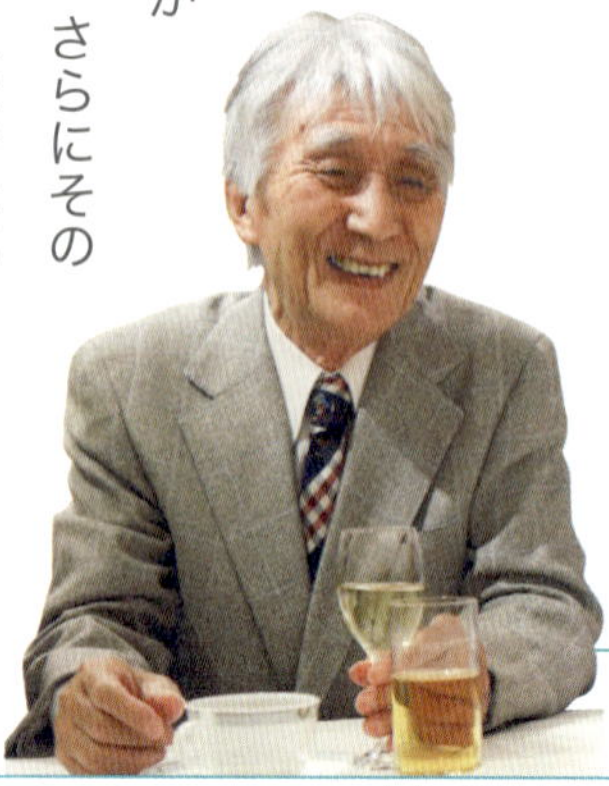

小林孝司さん
82歳

6年ほど前に、腰に違和感を覚えるようになりました。最初は「なんだか腰がおかしいな」と思う程度だったのですが、しばらくすると、だんだん腰に痛みが生じるように。その約1年後に、今度は股関節にも異常を感じ始めました。歩いていると股関節に引っかかるような感覚があるのです。さらにその1年後には、ひざの内側に痛みが。座っているときなどは特に異常は感じないのですが、歩くときに足を着くたび、鋭い痛みが走るのです。痛みはどんどん強くなる一方でした。

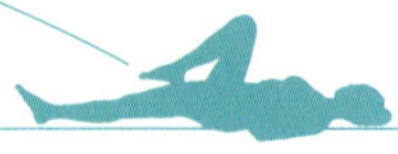

わずか10日で、ひざの痛みが消えた！

にもかかわらず、ひざの「引き合う動き」を始めてわずか1週間から10日程度で、すべての不調が解消されました。あまりにも早く効果が得られたので、正直驚いたし「これはすごい」と思いました。1年近く経ったいまも腰に違和感や痛みは、まったくありません。歩くときの股関節の引っかかりも感じなくなりました。ひざの内側の痛みも、もちろんありません。

なかでもいちばん印象的だったのは、横断歩道を通りかかったときのことです。信号が青から赤に変わりそうになった瞬間、無意識のうちに駆け出していました。横断歩道を渡り終えてから「いま、自分は走ったんだ」と気づいて、本当にびっくりしたものです。以前の私なら歩くことすら苦痛で、走るなんてもってのほか。「こんなに軽々と体が動くなんて」とうれしかったし、数年来の不調が解消したことを強く実感したのは、このときです。

「引き合う動き」は、簡単にできるところがなによりありがたい。動作が複雑だったら続かなかったでしょう。やり方は至って簡単なのに、効果はすばやく出るので本当にいい体操だと思います。不調がすべて治ったので続けていませんが、再発もありません。

長らく抱えていた不調がどんなものだったか忘れそうなほど体調がよくなり、とてもうれしく思っています。

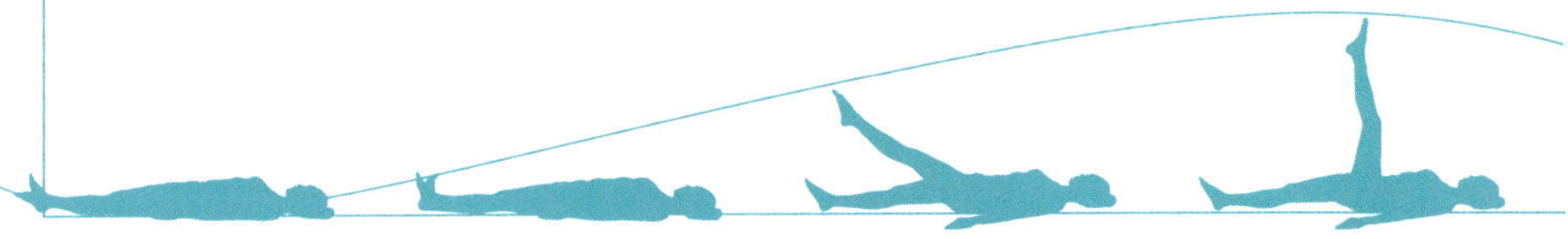

体験者は語る③

慢性的な首こりとひざの痛みや腫れ、むくみ、股関節痛が改善

腰や脚全体が伸びて血行がよくなるので気持ちいい

続けていくうちに脚がまっすぐに整ってきた

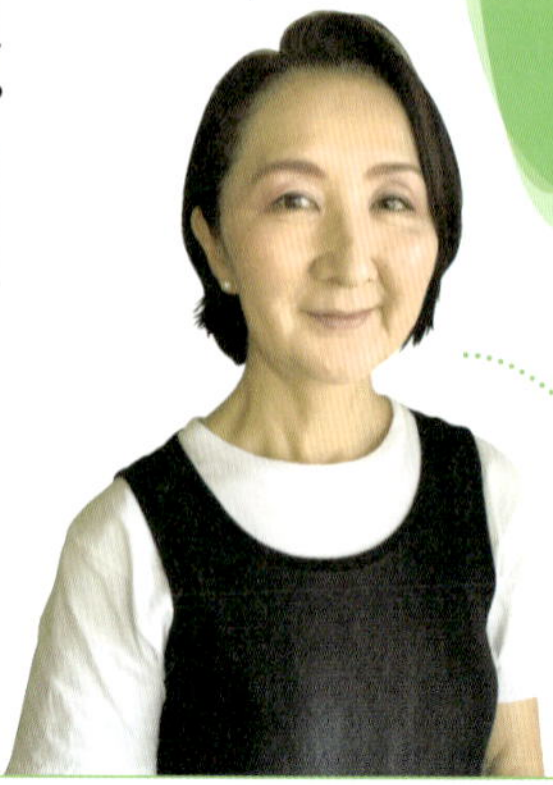

関根美代子さん
57歳

ずいぶん前から、首から肩にかけての広い範囲がこりっぱなしでした。首のこりは、あまりにひどく慢性化していたため、普段は自覚しにくくなるほど。首まわりが固まっていてうまく回らないときに、こりのひどさに気づかされます。さらにパソコン操作をするときに、首や肩が前に出るような姿勢をしたり目を酷使したりすると、首の横の筋肉にこりや張りを強く感じるように。

「原因」と「結果」の法則

ジェームズ・アレン 著／坂本 貢一 訳

アール・ナイチンゲール、デール・カーネギーほか「現代成功哲学の祖たち」がもっとも影響を受けた伝説のバイブル。聖書に次いで一世紀以上ものあいだ、多くの人に読まれつづけている驚異的な超ロング・ベストセラー、初の完訳！

定価＝本体 1200 円＋税
978-4-7631-9509-8

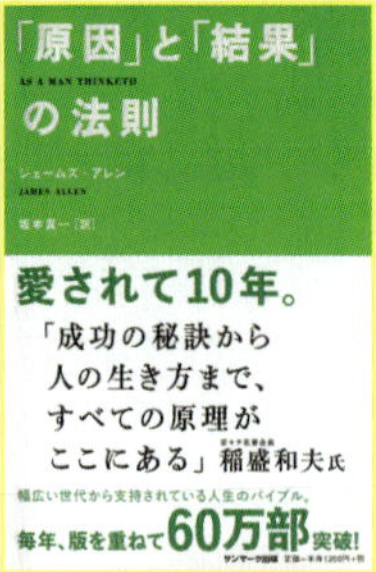

生き方

稲盛和夫 著

大きな夢をかなえ、たしかな人生を歩むために一番大切なのは、人間として正しい生き方をすること。二つの世界的大企業・京セラとKDDIを創業した当代随一の経営者がすべての人に贈る、渾身の人生哲学！

定価＝本体 1700 円＋税
978-4-7631-9543-2

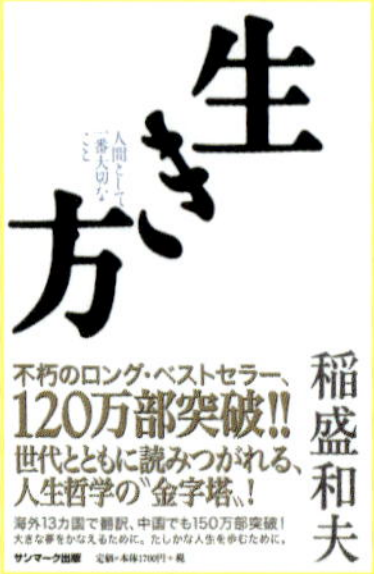

成功している人は、なぜ神社に行くのか？

八木龍平 著

誰も知らなかった「神社」の秘密がいま、明かされる！
あの経営者も政治家も武将も知っていた！
日本古来の「願いがかなうシステム」とは？

定価＝本体 1500 円＋税
978-4-7631-3564-3

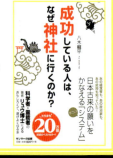

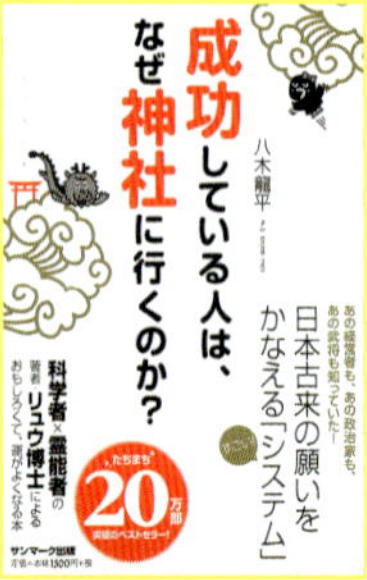

つ電子書店で購読できます！

ore, BookLive!, honto, BOOK☆WALKER, GALAPAGOS STORE ほか

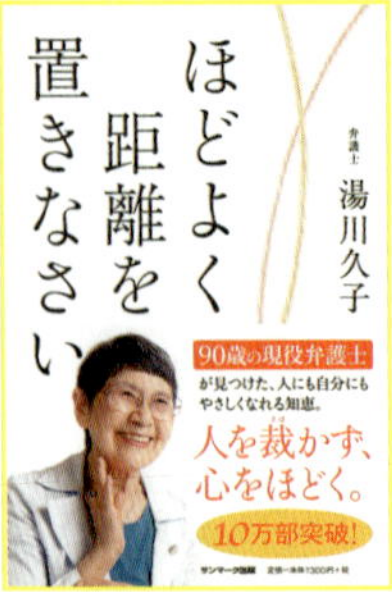

ほどよく距離を置きなさい

湯川久子 著

「人を裁かず、心をほどく」
90歳の現役弁護士が見つけた、人にも自分にもやさしくなれる知恵。

定価＝本体 1300 円＋税
978-4-7631-3663-3

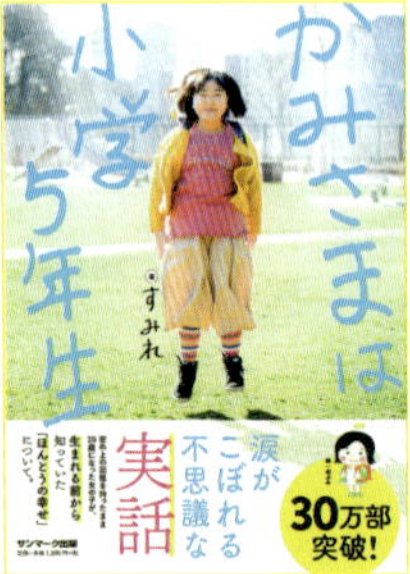

かみさまは小学５年生

すみれ 著

涙がこぼれる不思議な実話。
空の上の記憶を持ったまま10歳になった女の子が、生まれる前から知っていた「ほんとうの幸せ」について。

定価＝本体 1200 円＋税
978-4-7631-3682-4

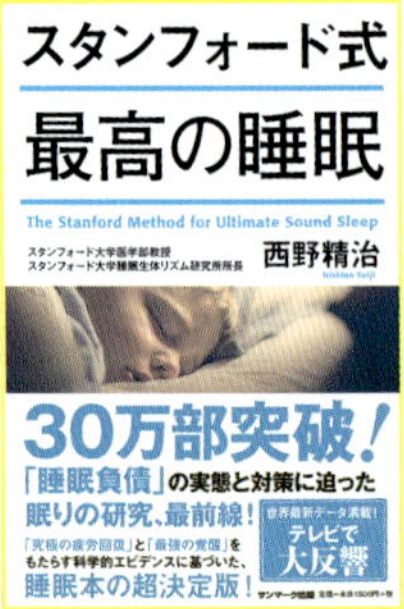

スタンフォード式　最高の睡眠

西野精治 著

睡眠研究の世界最高峰、「スタンフォード大学」教授が伝授。
疲れがウソのようにとれるすごい眠り方！

定価＝本体 1500 円＋税
978-4-7631-3601-5

郵 便 は が き

料金受取人払郵便

新宿北局承認

8311

差出有効期間
2021年4月
30日まで
切手を貼らずに
お出しください。

169-8790

154

東京都新宿区
高田馬場2-16-11
高田馬場216ビル 5 F

サンマーク出版愛読者係行

ご住所	〒　　　　都道府県	
フリガナ		☎
お名前		(　　　)
電子メールアドレス		

ご記入されたご住所、お名前、メールアドレスなどは企画の参考、企画用アンケートの依頼、および商品情報の案内の目的にのみ使用するもので、他の目的では使用いたしません。
尚、下記をご希望の方には無料で郵送いたしますので、□欄に✓印を記入し投函して下さい。
□サンマーク出版発行図書目録

1 お買い求めいただいた本の名。

2 本書をお読みになった感想。

3 お買い求めになった書店名。

市・区・郡　　　　町・村　　　　書店

4 本書をお買い求めになった動機は?

・書店で見て　　・人にすすめられて
・新聞広告を見て(朝日・読売・毎日・日経・その他＝　　　)
・雑誌広告を見て(掲載誌＝　　　)
・その他(　　　)

ご購読ありがとうございます。今後の出版物の参考とさせていただきますので、上記のアンケートにお答えください。**抽選で毎月10名の方に図書カード(1000円分)をお送りします。**なお、ご記入いただいた個人情報以外のデータは編集資料の他、広告に使用させていただく場合がございます。

5 下記、ご記入お願いします。

ご職業	1 会社員(業種　　) 2 自営業(業種　　) 3 公務員(職種　　) 4 学生(中・高・高専・大・専門・院) 5 主婦　　6 その他(　　)		
性別	男・女	年齢	歳

脚のむくみが、いつしかひざの痛みに

ひざにも、さまざまな不調を抱えていました。まず高校生のころに、ひざ裏に脂肪の塊のようなものができ始めます。これが歳を重ねるにつれ大きくなり、最終的にはゴルフボール以上の大きさにふくれあがっていました。ほかにも体調がよくないときは、ひざ頭がひと回り大きくなるほど、むくんでしまいます。脚全体も重く、むくんでいるので、細身のパンツなどは締めつけられて疲れます。そういった衣類は避けるようになりました。

そして、ひざにも痛みが……。特に立っている時間が長くて脚が疲れてくると、地面に足を着いたときに、ひざ下あたりが痛むようになります。

ひざを気にして歩いているのが、まわりにもわかるほどでした。さらに季節の変わり目には、まるで股関節から脚が抜けるような感覚と強い痛みがあり、地面に足を着くのが怖くなったのです。

最初の1回で心地よさを実感!

そんな悩みが重なって「引き合う動き」を1日に一度、朝か夜に左右4、5回ずつ行うようになりました。1回やってみたところ、腰や脚全体が伸びる感覚があり血行がよくなってきて、とても心地がよかったからです。3か月経ったころには首が軽くなってきて、首の横の筋肉のこりや張りもなくなり、すっきりしました。

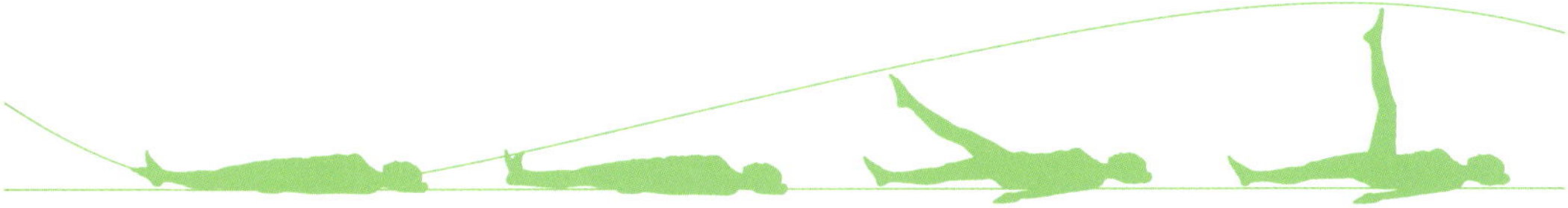

首はよく回るし、パソコンを3、4時間使っても、疲れが長引きません。ひざ裏の腫れはどんどん小さくなり、いまでは見た目には絶対にわからないし、触ってようやく「少し何かあるのかな」と思う程度まで改善。この腫れとは一生付き合っていかないといけない、と半ばあきらめていたので、もう感動です。

体調をくずしたときに、脚が多少むくむことはあっても、ひざが出せないくらいむくむことはなくなりました。ひざの痛みも、いまはいっさいありません。

肩や首のこり、股関節の痛みまで解消

股関節から脚が抜けるような感覚はなくなり、痛みも軽くなりました。なかでも、ひざ裏の腫れがなくなり、ひざをスッと伸ばせるようになったことが本当にうれしい。

これまでひざが、つねに縮んでいたため、姿勢や歩き方、体の重心がくずれ背骨にも負担をかけて、自分でもまっすぐに立てていない感覚がありました。いまはひざが伸びているので、余分な力も入らず体がまっすぐに立っている感覚があり、とても心地いいです。

「引き合う動き」は、続けるうちに脚がまっすぐに整っていくので、友人や知人にも自信を持って、おすすめしています。

PART 3

「引き合う動き」でこんな痛みが消えた

ひざ痛

原因

ひざが痛む場合でも、まず私が確認するのは背骨の動きです。背骨の動きが悪くなると、背骨が担っていた動きの一部を股関節が肩代わりさせられるようになります。こうして体の構造上、無理のある使い方をさせられた股関節まわりの筋肉は疲弊し、本来の「脚を内側に締める力」が弱るように。すると脚は少しずつ左右に開いてO脚になります。ひざ関節の内側が痛むことが多いのは、ひざが左右に開いたことで太ももとすねの骨の内側どうしがぶつかるからなのです。

痛みに拍車をかけるのが、横を向いたり振り返ったりする動作です。体をひねるときに使う胸椎の動きが悪化し、その土台にある腰椎の動きまで悪くなると、体をひねるときに、ひざ関節が無理に使われるように。こうした負担が、ひざ関節を痛めるのです。

そのときひざは、こうなっている！

ひざまわりの筋肉のどこかが縮みひざ関節をつぶした

それ以外に考えられる原因

睡眠不足や慢性疲労などで、体力が低下したり精神的なストレスが過剰になったりして姿勢がくずれ、ひざに負担が集中して痛むことも。乳がんの手術をして10年ほど経ったらひざが痛むようになった、というケースも見られます。

※痛みを呼ぶ原因は多種多様ですが、そのなかでも近年多いものを中心に紹介しています

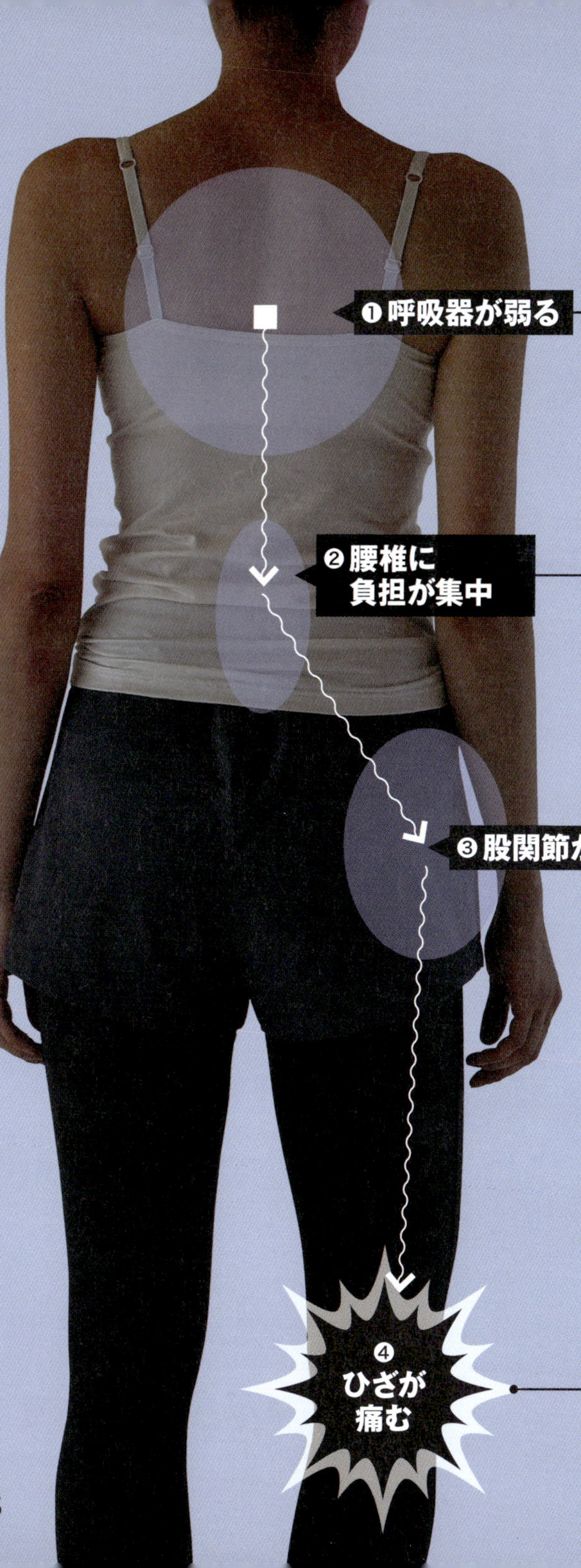

息を吸うときに働く筋肉が弱ると、正しい姿勢を保つ力まで失われ、背骨の土台部分にある腰椎のアーチがくずれる。そうすると肩が前に出て胸郭に負担がかかる

同時に背骨のＳ字カーブも失われ、腰だけで上半身の重みを支える状態になって腰椎３番に過剰に負荷がかかる。そのままでは腰が壊れてしまうため、負担を少しでも減らそうと全身でバランスをとるように

体の重みは背骨、腰、股関節、ひざの順にかかり、各部位で分散して支えるが、腰椎のカーブがくずれて骨盤が後傾すると股関節が左右に開く

ひざが軽く前に出て、ひざ関節に余分に負荷がかかりがちに。腰椎３番が担っていた体をひねる動きまでひざが補うようになり、さらに負担は増す

負担をかけているの筋肉がゆるむ

改善プロセス 3

股関節を曲げる動作によって弱った大腰筋が刺激され、大腰筋が付着している腰椎3番も動きを取り戻す

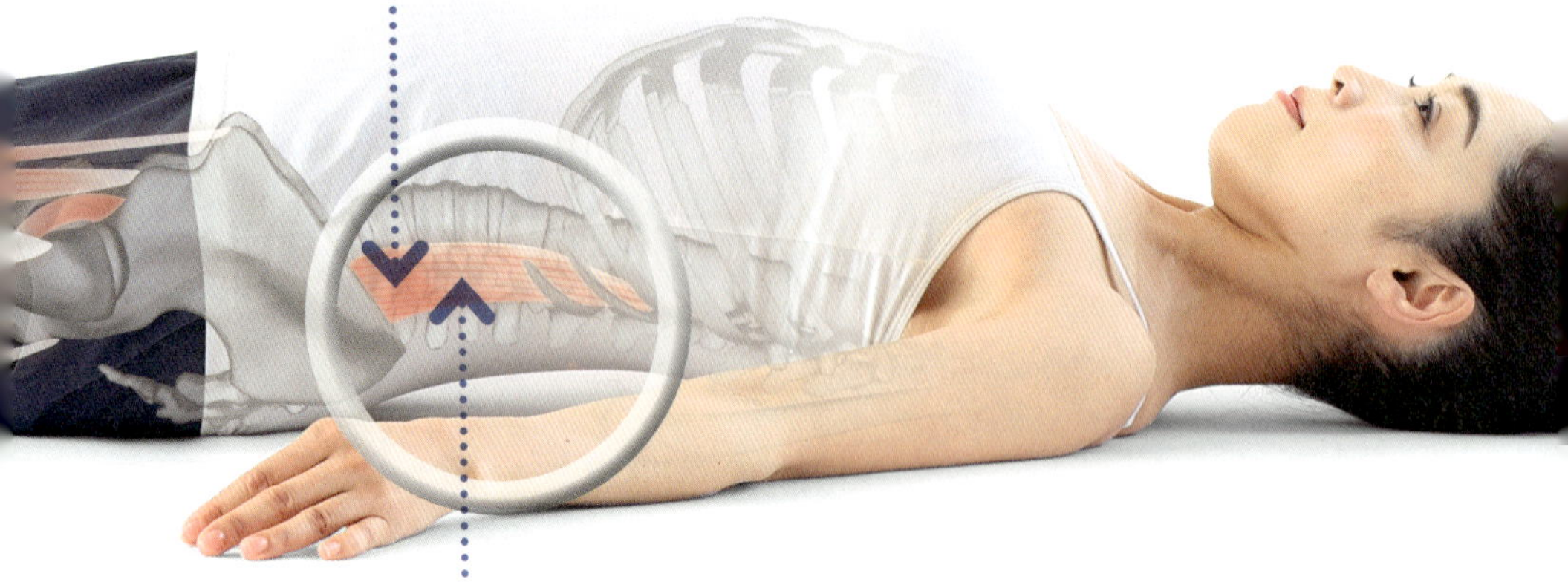

根本原因に効く

改善プロセス 4

腰椎3番が働きを取り戻すことで、ひざに過剰な負担をかけた根本原因が解消される

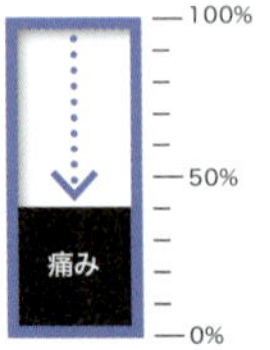

「引き合う動き」1か月で
痛みが59.1%減

「引き合う動き」をすると

ひざ関節に太もも前後

改善プロセス 1

ひざを曲げる動作で太もも前面(大腿四頭筋)、伸ばす動作で縮んだ太もも背面(大腿二頭筋)を刺激

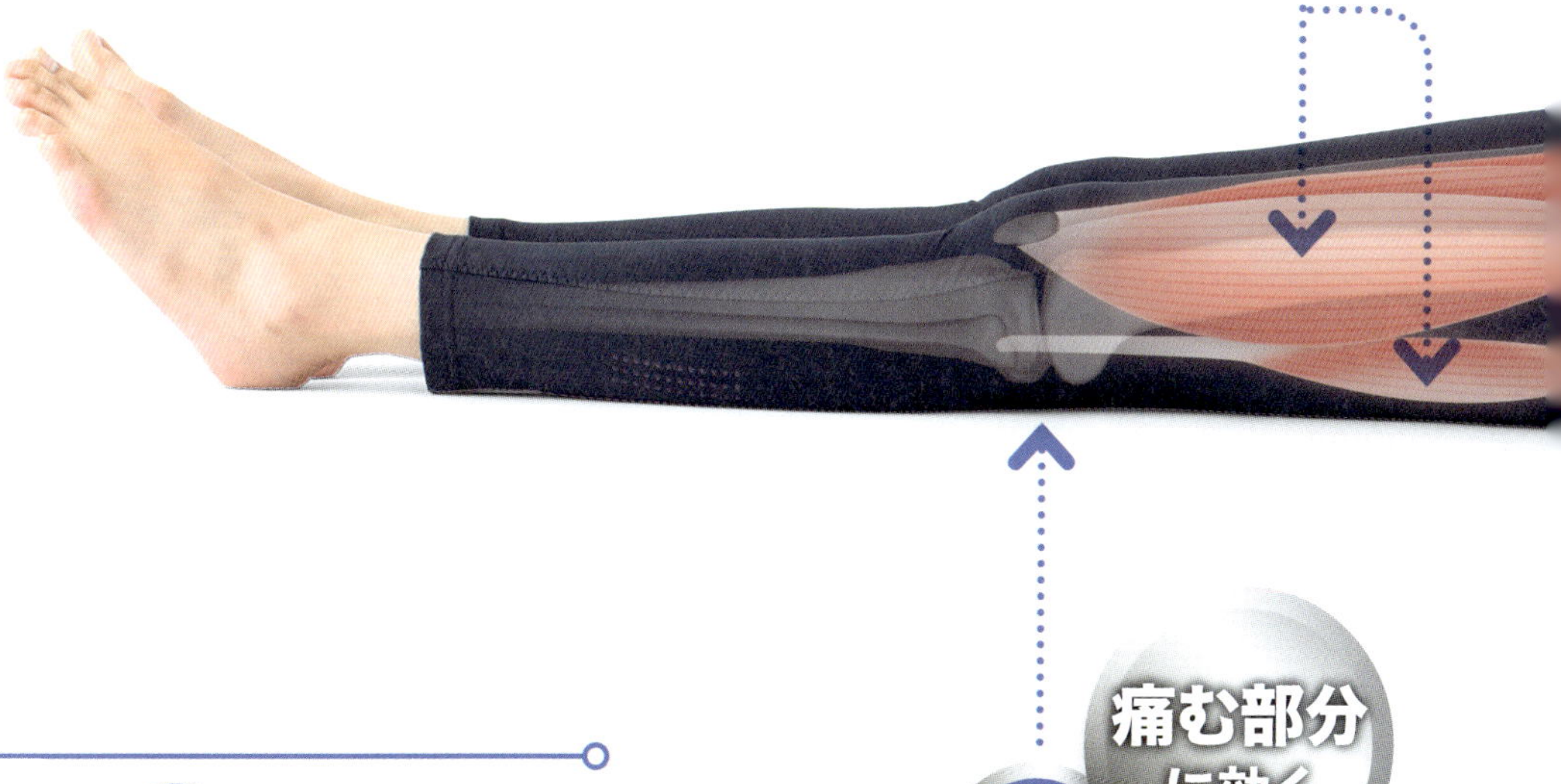

痛む部分に効く

改善プロセス 2

ひざ関節をまたぐ2つの筋肉がバランスよく伸び縮みする「引き合う動き」により、詰まったひざ関節が適度なすき間を取り戻す

ひざ痛に効かせるコツ

足首を曲げ伸ばしする際に、ひざ関節にすき間ができるようイメージすると、さらに効果が上がる。意識して動かすことで、偏った筋肉の動かし方を正しやすくなる

体験談

3か月経ったころには
いつの間にか痛みが消失
30代後半よりいまのほうが
体力、体調ともに充実

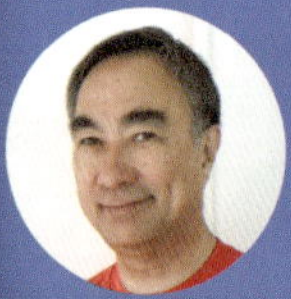

山田幸洋さん
63歳

2年ほど前から、定年退職を機にジムで筋力トレーニングを始めました。以前は仕事が忙しかったこともあり取り組んでいるスポーツはゴルフくらいで、筋力トレーニングは未経験でした。

続けるうちに、だんだん筋肉がついてきたのはよかったのですが、ひざに少々負担がかかったのか、痛みが……。いつものように食事のときにあぐらをかくと、**右ひざがつねに痛む**のです。**歩いているときにも、ひざを曲げるとかなり痛み**ます。ほかにもジムでバーベルをかついでスクワットなどをしている最中に、ひざが痛んで断念せざるを得ないことが多々ありました。

「引き合う動き」を始めたのは、そんなときです。毎日、朝晩1分ずつと、週2回のジム、月2回の健康塾の際に、とこまめに行いました。すると**1か月経ったころから、ひざの痛みが徐々に軽減**していきました。気づくと、**いつの間にか痛みが消えていた**のです。いまでは長時間あぐらをかこうが何をしようが痛むことはありません。せっかく2年間続けてきた筋力トレーニングを、あきらめることなく続けられていることに感謝しています。

筋力トレーニングと「引き合う動き」の相乗効果か、働き盛りの30代後半のころより体力がつき、体調もずいぶんよくなりました。

以前ならゴルフで朝からラウンドすると翌日はぐったりしがちでしたが、いまは疲労が残らなくなったのが、とてもうれしいですね。

体験談

たった1回で嘘《うそ》のように ひざの痛みがとれてびっくり ひざ痛の根本の原因にも 働きかける感じが

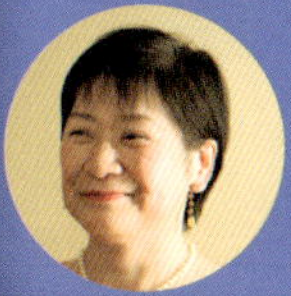

樋口正子さん
67歳

約40年間、看護師として働いた後、東洋医学の診療所や介護の現場でも働いてきました。定年退職後も患者さんと関われるのがうれしくて、いま思えばものすごくハードに働いていたのでしょう。さすがに体が疲弊したのか、右ひざの内側がときどき痛むようになりました。**地面に足を着くと、ひざの内側がズキズキ**と痛みます。**重い荷物を抱えたときにも同じ痛み**を感じるようになったころに井本整体を知り「引き合う動き」を教わりました。

　指導のもとやってみると、腰や脚全体が刺激されている感覚がありました。そして、**たった1回行っただけで嘘のようにひざの痛みが引いた**のです。ひざへの負担が長年、蓄積していたわけではなかったので効きが早かったのでしょう。いまでは歩くときも階段を上り下りするときも、荷物を持つときも、まったく痛みはありません。痛みが瞬時になくなったことで「この体操、すごいな……」と驚きました。**ひざ痛に悩む友人の義理の兄にもすすめると、翌日には痛みがなくなった**そうで、とても喜んでもらえました。

　整形外科に勤めていたこともあり、ひざ痛治療の難しさはよく知っています。診察で「老化現象です。痛み止めを飲んで様子を見ましょう」と言う医師も多いのが現実で、人工関節への置換手術をして痛みから解放されても、すぐに不具合が出るケースをたくさん見てきました。やはり根本的な原因を解決しないと再発するのでしょう。だから「ひざ痛はなかなか治らない」と考えていました。

　「引き合う動き」は患部だけでなく、おおもとの原因部分まで同時に刺激し、改善してくれる気がします。体は自分で治せるものだと、改めて実感しました。

こうなっている！

腰痛

❶腰の真ん中が痛む

原因 I

痛むのが腰の真ん中なら、まず考えるべきは精神的ストレスの影響です。ストレス過剰な生活は、神経を過労状態に陥らせます。この影響が背中から腰の筋肉にまで及ぶと、腰が丸まりがちに。するとバランスをとるために頭が前に出て、頭の重さを腰で直接支える状態になってしまいます。この姿勢により腰椎のアーチがくずれ、椎骨の動きが悪くなって腰痛を呼ぶのです。

次に考えられるのは慢性疲労です。疲労がたまり続けると、正しい姿勢を保つときに働くお腹の筋肉から力が抜けます。すると最初は、わき腹の筋肉で補いますが、そこもいずれ限界に。こうしてお腹まわりの筋肉という支えがなくなると腰椎にダイレクトに負担がかかり、強い痛みに突然襲われるのです。「魔女の一撃」とも呼ばれるぎっくり腰は、その典型です。

そのとき腰は、こうなっている！…❶

背骨まわりが硬くなり
腰椎の動きが悪化

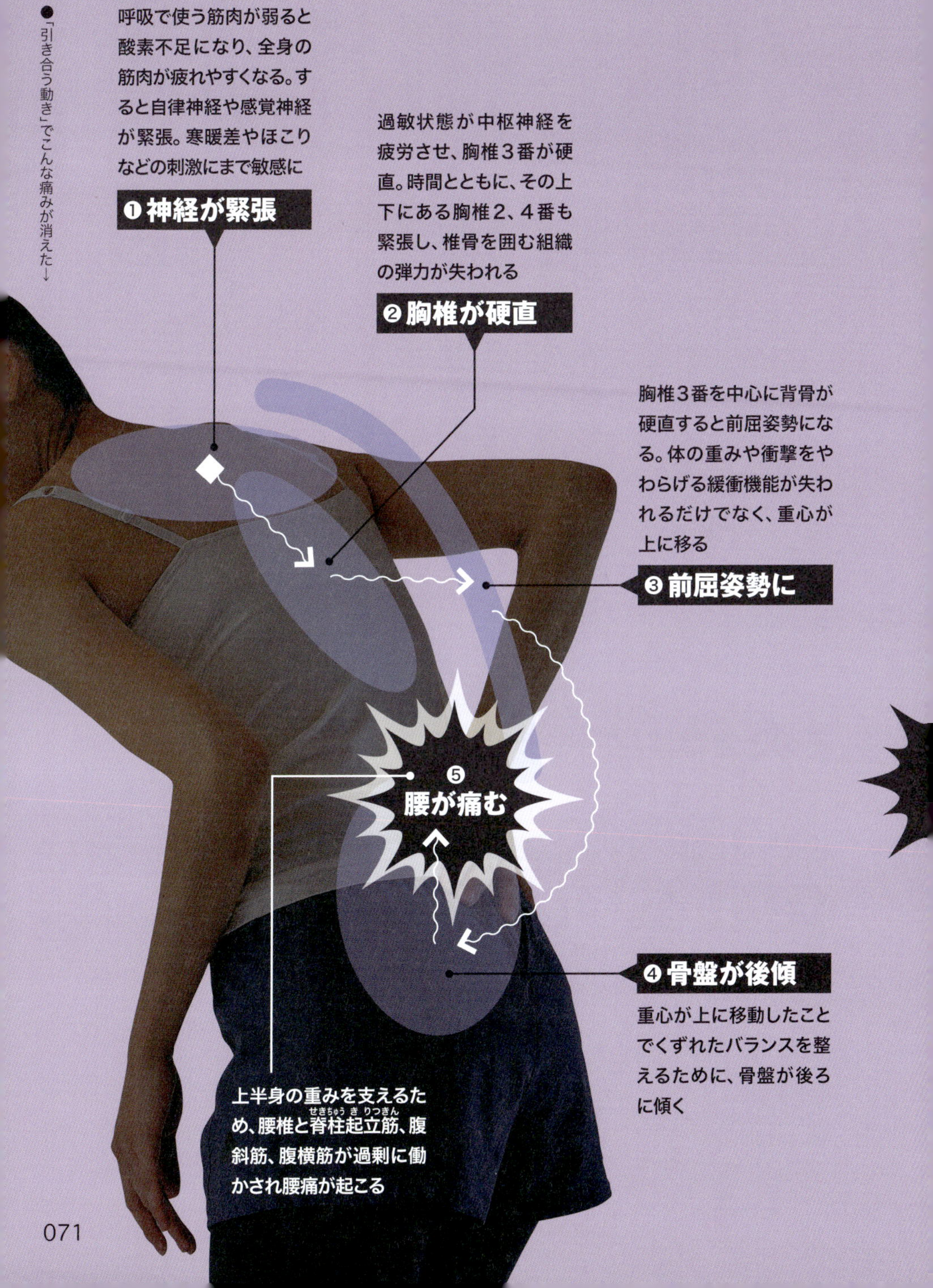
呼吸で使う筋肉が弱ると酸素不足になり、全身の筋肉が疲れやすくなる。すると自律神経や感覚神経が緊張。寒暖差やほこりなどの刺激にまで敏感に
❶神経が緊張
過敏状態が中枢神経を疲労させ、胸椎３番が硬直。時間とともに、その上下にある胸椎２、４番も緊張し、椎骨を囲む組織の弾力が失われる
❷胸椎が硬直
胸椎３番を中心に背骨が硬直すると前屈姿勢になる。体の重みや衝撃をやわらげる緩衝機能が失われるだけでなく、重心が上に移る
❸前屈姿勢に
❺腰が痛む
❹骨盤が後傾
重心が上に移動したことでくずれたバランスを整えるために、骨盤が後ろに傾く
上半身の重みを支えるため、腰椎と脊柱《せきちゅう》起《き》立筋《りつきん》、腹斜筋、腹横筋が過剰に働かされ腰痛が起こる

腰痛

❷腰の左右が痛む

原因 II

腰の左右が痛むとしたら、近年かなり増えたのが、体が必要とする以上に飲食を繰り返して消化器に負担をかけるケースです。胃が疲弊すると、そのまわりの筋肉などにも影響します。まず胃のそばにある左の脊柱起立筋と胸椎が硬直し、左右の筋力に差が生じます。この左右差が少しずつ腰の負担を増し、腰痛を呼ぶわけです。腰への負担が限界に達すると姿勢がくずれ、今度はひざでカバーするようになります。「腰痛があったけど、ひざも痛むようになった」のは、このため。

ちなみに左腰が痛むのは、胃の疲れに端を発したケースが多く、右腰が痛むのは肝臓に負担をかけすぎたケースが多いと考えられます。

そのとき腰は、こうなっている!…❷

腰の筋肉の左右どちらかに負担が集中した

それ以外に考えられる原因

腎臓病や尿路結石、生理痛、月経困難症、子宮内膜症など、内臓の炎症や機能障害で腰のあたりが痛むこともあります。臓器のまわりにある筋肉や神経などの組織が緊張しすぎても痛むからです。あるいは子育てやパソコン作業で腕への負担が蓄積する、熱中症などで腰から力が抜けるなどの理由で痛むこともあります。

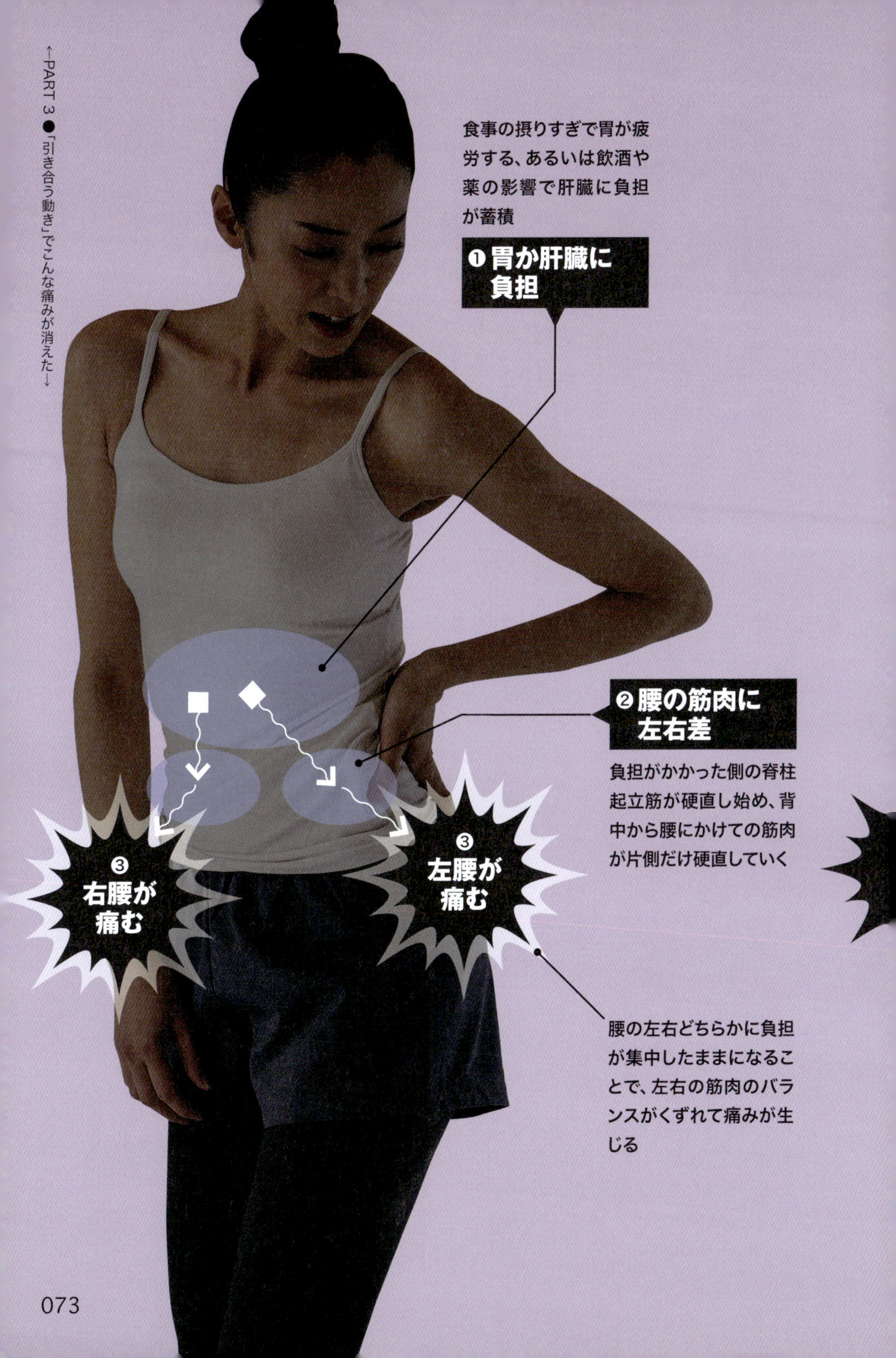
食事の摂りすぎで胃が疲労する、あるいは飲酒や薬の影響で肝臓に負担が蓄積
❶胃か肝臓に負担
❷腰の筋肉に左右差
負担がかかった側の脊柱起立筋が硬直し始め、背中から腰にかけての筋肉が片側だけ硬直していく
❸右腰が痛む
❸左腰が痛む
腰の左右どちらかに負担が集中したままになることで、左右の筋肉のバランスがくずれて痛みが生じる

がゆるみ
く働くように

根本原因に効く

改善プロセス 4

酷使されていた腰椎と脊柱起立筋、腹斜筋、腹横筋に過剰な負担がかからなくなったことで腰痛の根本原因が解消され、痛みも消えていく

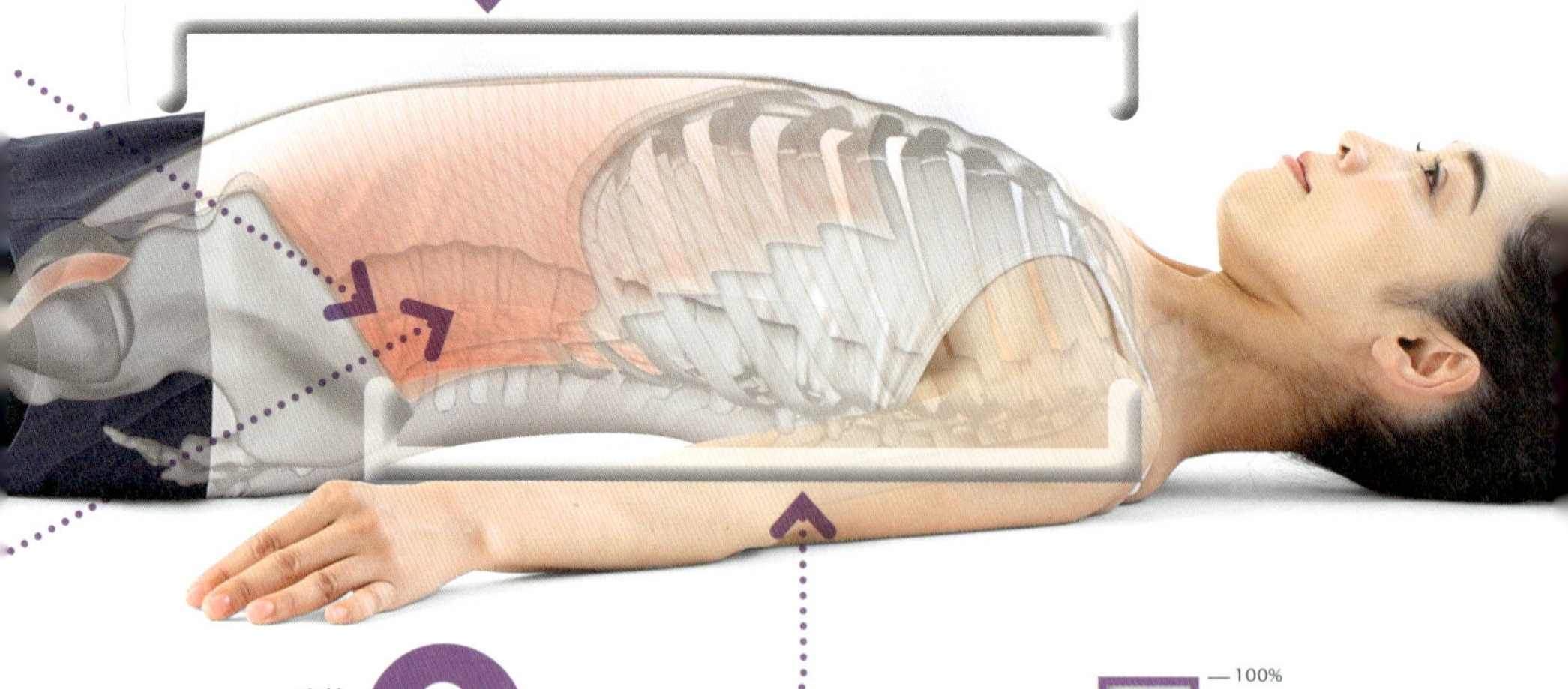

改善プロセス 3

腰椎が柔軟に動くようになると、頸椎《けいつい》1番から腰椎5番に付着している最長筋も刺激され、硬直していた頸椎や肋骨も働きを取り戻す。結果的に首から股関節のあいだの筋肉や関節、骨が連動してうまく働くようになる

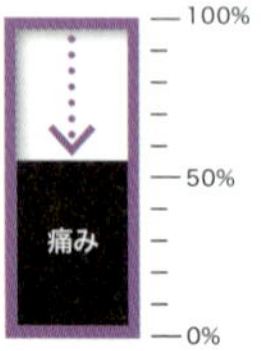

「引き合う動き」1か月で

痛みが44.6%減

「引き合う動き」をすると

腰椎まわり大腰筋がよ

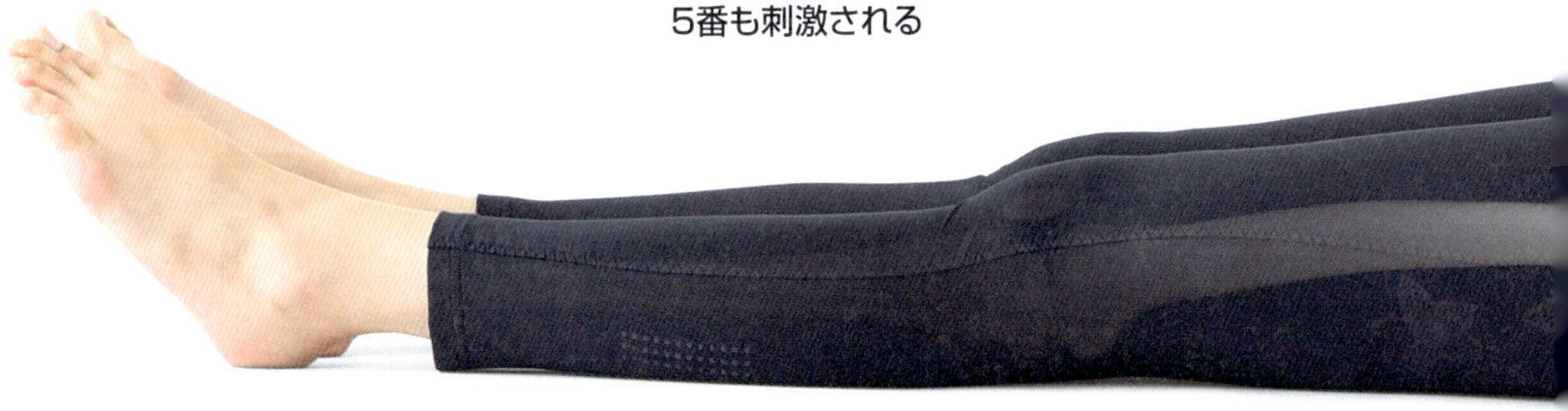

痛む部分に効く

改善プロセス 1

股関節を曲げる動作で腸骨筋と大腰筋が刺激され、付着している腰椎1〜5番も刺激される

改善プロセス 2

固まっていた腰椎周辺がゆるんで血流が回復し、まず虚血性の痛みが軽くなる。さらに腰椎も動きを取り戻し、弱っていた神経の機能も改善

腰痛に効かせるコツ

痛む部位の筋肉は硬直しているため、直接そこを動かすことは難しい。だから動作がうまくできないことが多いが、そんなときは温めるのもよい。蒸しタオルなどを使って、痛みのある部位に温熱刺激を与えるだけでも効果はある

体験談

長年の重い腰痛がわずか2週間でV字回復！たった1回で腰が軽くなり、楽になった

山本草介さん
41歳

サッカーにのめり込み、熱中するあまり腰痛を抱えるようになったのは中学生のころ。一時は歩くのも困難になり、泣く泣く半年ほど休養してさまざまな治療を受けました。整形外科では**「椎間板ヘルニアの疑いがある」**と診断され、電気治療などを受けましたが治らず。整体や鍼、指圧などにも通い、なんとかしのぎました。

昨年6月に腰痛が再発したので指圧に通い始めたところ、今度は**一向に回復せず痛みはますますひどくなる一方**。腰全体が痛くて、起き上がることすら、つらい有様でした。そうこうするうちに痛む範囲はどんどん広がり、太ももまで痛み始めたのです。以前、ぎっくり腰になったときに1時間近くかけないと起き上がれなかったのですが、確実に、その状態に近づいた実感がありました。

私は仕事がら重いカメラを持って長時間撮影することがあるのですが「このままだと仕事にならない」と思い、**わらにもすがる思いで妻がお世話になった方に「引き合う動き」を教わって始めた**のです。初めて実践したときは**腰が痛いはずなのに、なぜか眠くなったのが印象的**でした。しかも1回で腰が軽くなり、楽になってきたのです。その後も3日に一度、2週間ほど指導を受けながら「引き合う動き」を続けたところ、すっかり状態がよくなりました。

いまは腰の調子が気になったときだけ実践しています。**腰や太ももの痛みは、すっかりなくなりました**。腰は体の要と言われる通り、腰が痛いと物を持てないし歩けないし、座っていることすら大変で、日常生活すべてが困難になります。「引き合う動き」のおかげで長年の悩みが解消し、日常生活が戻ってきたことを本当にうれしく思います。

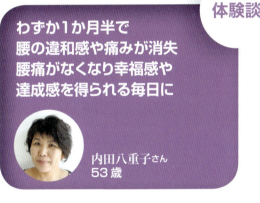

体験談

わずか1か月半で腰の違和感や痛みが消失 腰痛がなくなり幸福感や達成感を得られる毎日に

内田八重子さん
53歳

ずいぶん前から脚の関節の音が鳴ることや、ふくらはぎなど脚のむくみと疲労感が気になっていました。私の家はお寺なので、台所に立っている時間が朝6時から夜11時くらいまでと非常に長いからかもしれません。

台所で長時間作業をしていると、どうしても前かがみになりがちで腰に負担をかけ続けてきたせいか、**45歳を過ぎたころから腰から下の体が全部重くなって腰痛がひどくなりました。**シンクの下の物を取ろうとしてしゃがむだけでも痛むので、立ち上がるのがつらくなります。この腰痛は、消えるどころか起きる頻度が増しました。そこで以前から行っていた運動に加え「引き合う動き」を始めたのです。**朝起きた直後と夜寝る前の1日に2回、左右1回ずつ行う**ことに。

驚いたのは、まず腰への刺激を感じられたことです。**ひざを伸ばして脚を下ろすときに、腰が引っ張られる感覚**がありました。翌日には足の裏全体で地面を踏んでいる感覚が戻り、脚の動きもスムーズに。

始めて1か月半くらい経って、ようやく気づいたのですが、**腰の痛みもいつの間にかなくなっていました。**腰の違和感がなくなり、スムーズに動くことがわかります。しゃがんで立ち上がるときに、腰が伸びなかったり痛んだりすることもいっさいありません。

私の家の調理器具は一つひとつが大きくて重いのですが、腰の調子がよくなってからは調理もとても楽にできます。以前は1日の終わりには本当に疲労困憊で「やっと終わった」と感じていました。

いまは体調がいいので「今日も1日充実していてよかった」という幸福感や達成感でいっぱいです。

このことを、とてもありがたく感じています。

肩関節痛

原因

腕を動かしたときに肩が痛むのであれば、肩関節に詰まりが生じて起きた痛みです。一般的には3か月程度で関節が詰まった原因が自然に解消され、治療しなくても痛まなくなります。しかし夜寝ていてもジクジク痛むとしたら、要注意。体力低下のサインです。体力が低下すると呼吸が浅くなり、息を吸うときに働く外《がい》肋間筋《ろっかんきん》が弱って肋骨が下がります。これが巻き肩のように肩が前に出た姿勢をつくり、肩関節に余計な力をかけ続けて慢性的に痛むようになるのです。

痛みで睡眠の質が下がれば、体力はさらに削られます。こうして痛みから抜け出せなくなると大病を患うおそれまであるので、注意が必要です。

そのとき肩関節は、こうなっている！

肩甲骨まわりの筋肉が硬直し肩関節にテンションをかける

④肩が痛む
巻き肩の状態が続くと肩関節に詰まりが生じる。そのまま肩や腕を無理に動かすと痛む
③肩が前に出る
結果、肩甲骨が左右に引っ張られて肩が前に出る
②大胸筋が硬直
下がったままだと動きにくいため、なんとか肋骨を引っ張り上げようとし大胸筋や烏口腕筋《うこうわんきん》が酷使されて硬直
❶肋骨が下がる
体力の低下などにより肋骨がこわばって下垂する

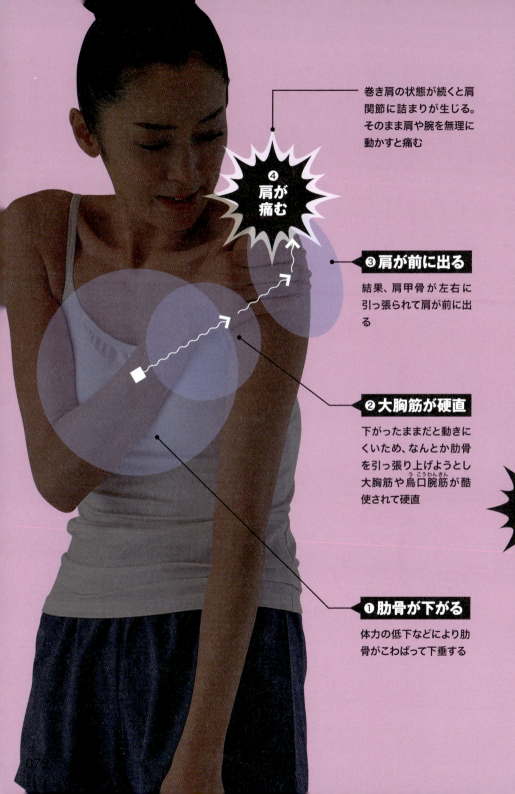

を緊張させる
伸びた筋肉が元に戻る

改善
プロセス
2

菱形筋などが伸びきったことで左右に広がっていた肩甲骨が、筋肉が伸縮する力を取り戻したことで内側に入り、前に出ていた肩が正常な位置に戻る

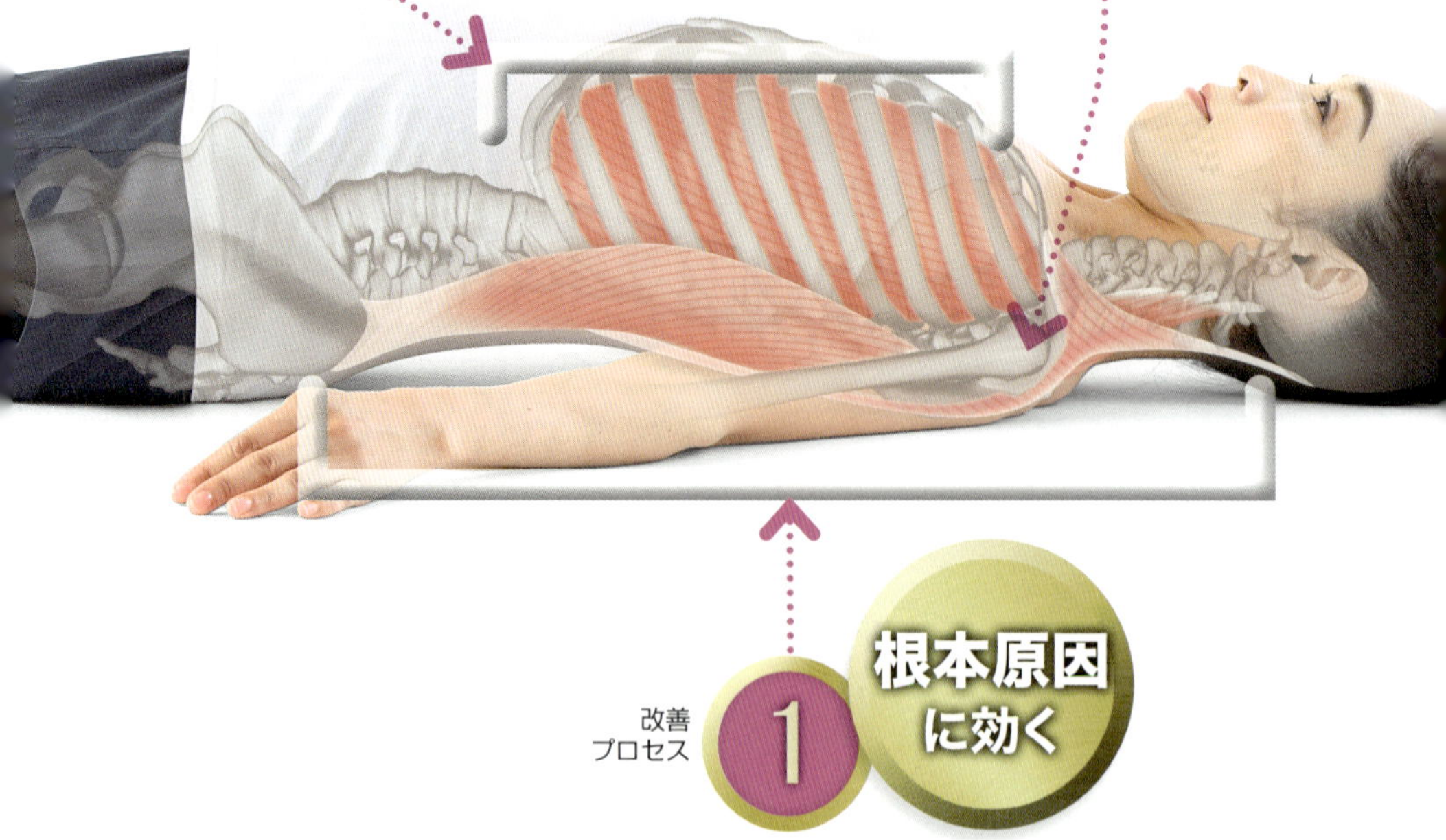

根本原因
に効く

改善
プロセス
1

股関節やひざの曲げ伸ばしの動作をすることで、動きの悪くなっていた体幹の筋肉が使われるようになり、広背筋、僧帽筋、菱形筋《りょうけいきん》が刺激される

「引き合う動き」をすると

肩甲骨まわり筋肉がゆるみ

改善プロセス 3 痛む部分に効く

①②によって菱形筋や外肋間筋がゆるんで硬直がなくなり、肩関節痛が解消する

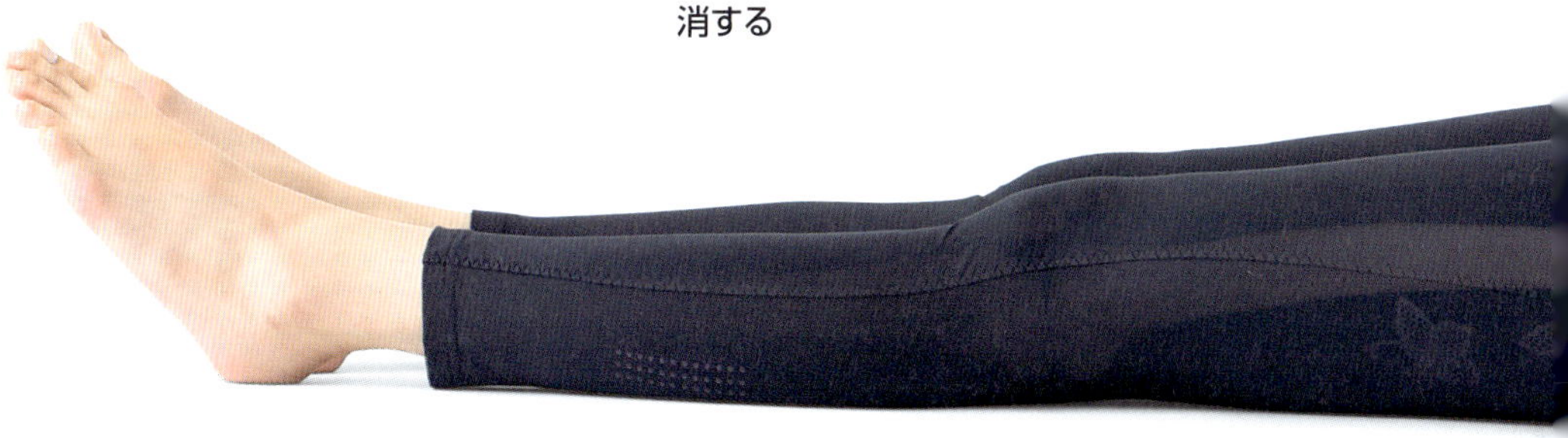

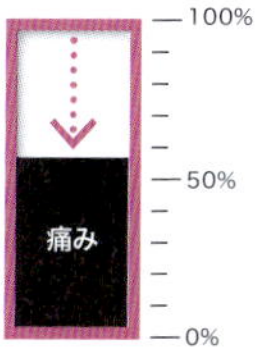

「引き合う動き」1か月で

痛みが42.1%減

肩関節痛に効かせるコツ

肩甲骨のあいだにある菱形筋を意識する。あるいは痛みのある箇所を意識するとゆるみやすい

股関節痛

こうなっている！

原因

脚のつけ根の筋肉が硬くなるなどして関節のすき間が詰まると、股関節も痛むようになります。

では、なぜ詰まるかという根本原因をたどると、肺の機能低下や疲労があり、その多くは息を吸うときに使われる外肋間筋の働きが悪くなったことに行き着きます。これはストレスや不眠で体力が低下したり、長時間のデスクワークで巻き肩になったりすると起きる現象です。

外肋間筋の働きが悪くなると胸郭を広げにくくなり、それによって起きる姿勢の変化がお腹やわき腹に悪影響を及ぼします。これがお尻の筋肉の動きを悪くし、股関節の動きに偏りを生じさせて股関節が痛むようになるのです。

そのとき股関節は、こうなっている！

股関節まわりの筋肉が疲れ股関節に負担をかける

それ以外に考えられる原因

過度なダイエットや食生活の乱れなどで栄養不足になっている人は、たとえ若くても関節が弱っています。体をよく動かすと関節は消耗しますが、それを修復する材料となる栄養素が足りなければ回復できません。また、スポーツや事故などで股関節の内部が損傷した場合は、腫れや内出血が起こり、じっとしていても鈍い痛みが持続します。

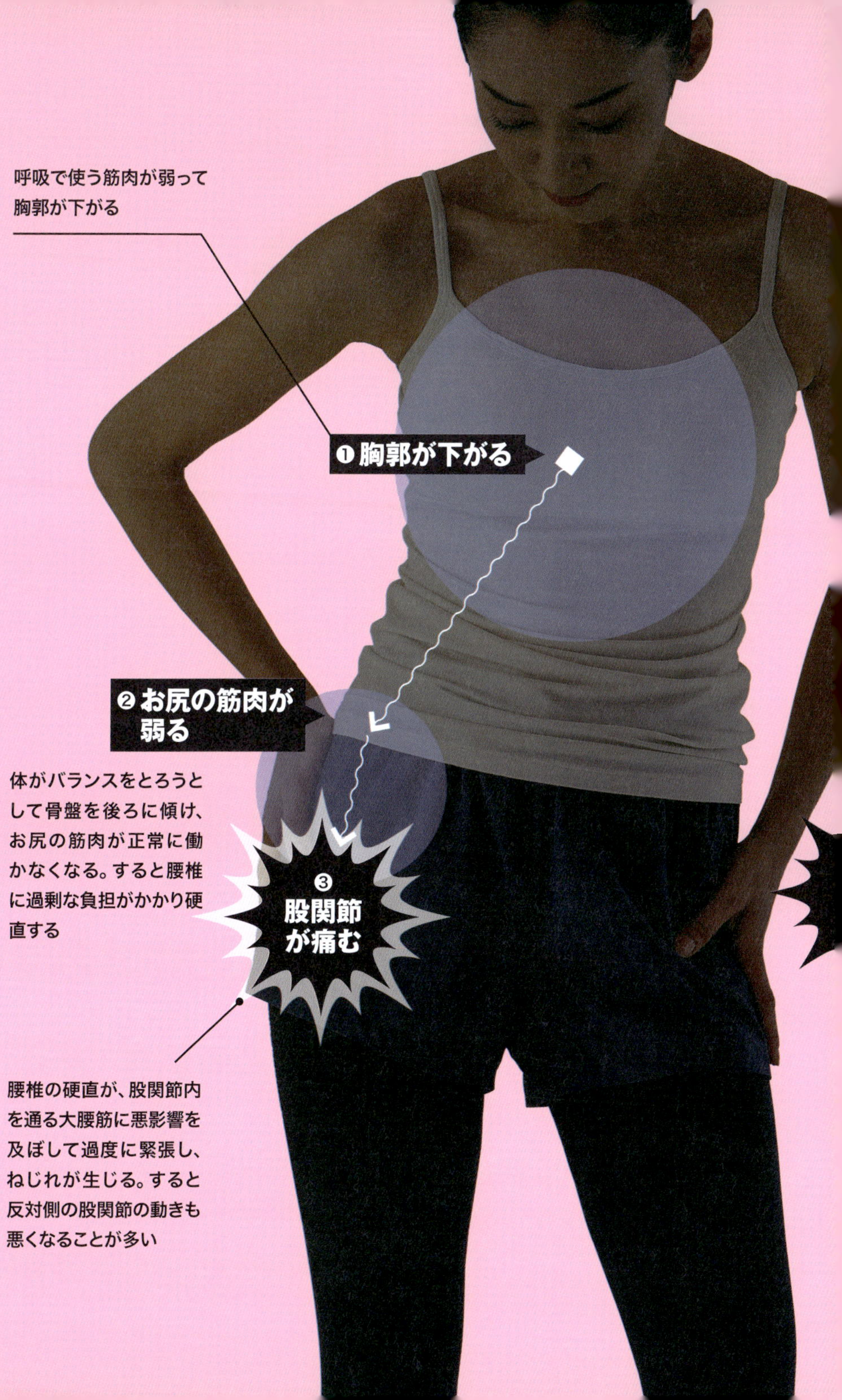
呼吸で使う筋肉が弱って
胸郭が下がる
❶ 胸郭が下がる
❷ お尻の筋肉が
弱る
体がバランスをとろうと
して骨盤を後ろに傾け、
お尻の筋肉が正常に働
かなくなる。すると腰椎
に過剰な負担がかかり硬
直する
❸
股関節
が痛む
腰椎の硬直が、股関節内
を通る大腰筋に悪影響を
及ぼして過度に緊張し、
ねじれが生じる。すると
反対側の股関節の動きも
悪くなることが多い

担をかけている
む

改善
プロセス
4

根本原因
に効く

下がっていた胸郭が上がって、背すじが伸びる。背骨のS字カーブや股関節まわりの筋肉に負担がかからなくなり、股関節のすき間が復活

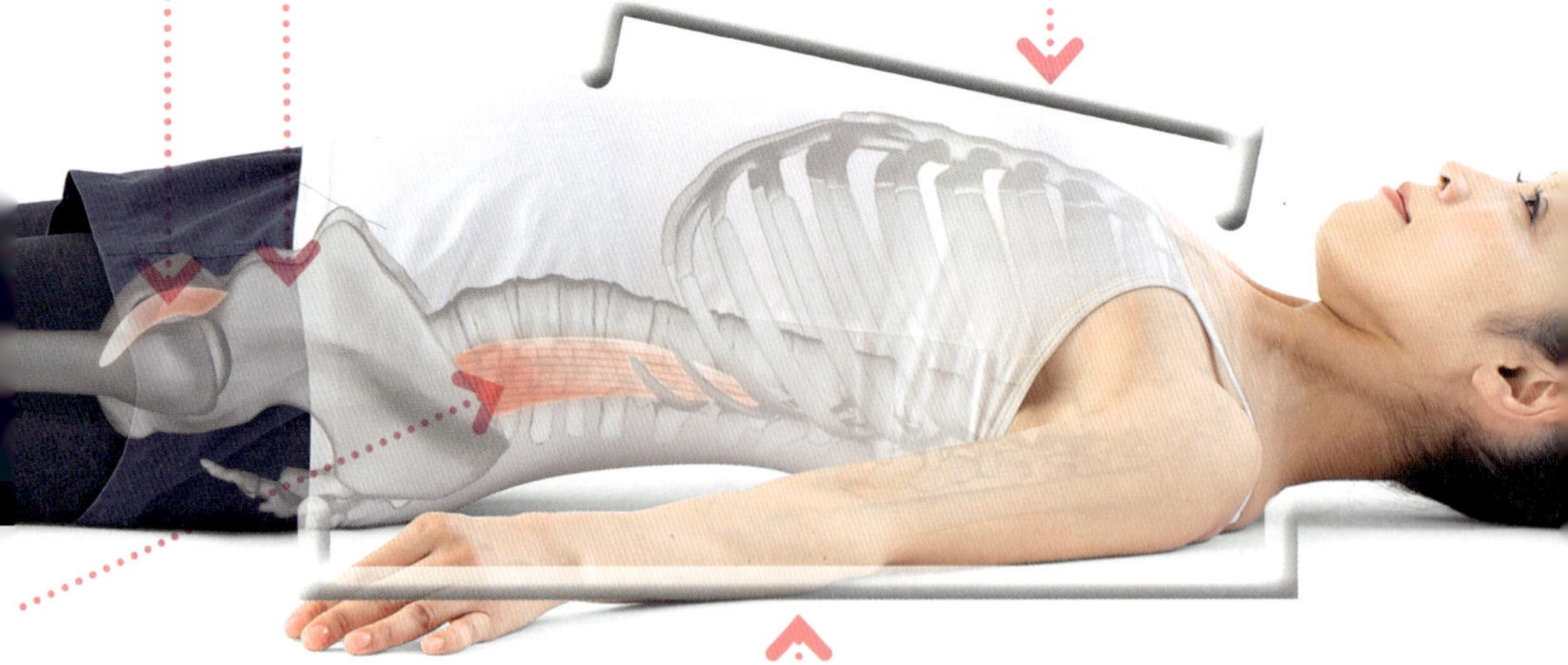

改善
プロセス
3

腰椎が動き始めると、腰椎5番から頸椎1番についている最長筋も刺激され、こり固まったり下垂したりしていた頸椎や肋骨が動きを取り戻す

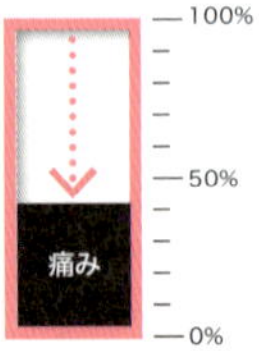

「引き合う動き」1か月で
痛みが57.9%減

「引き合う動き」をすると

股関節に負担
筋肉がゆる

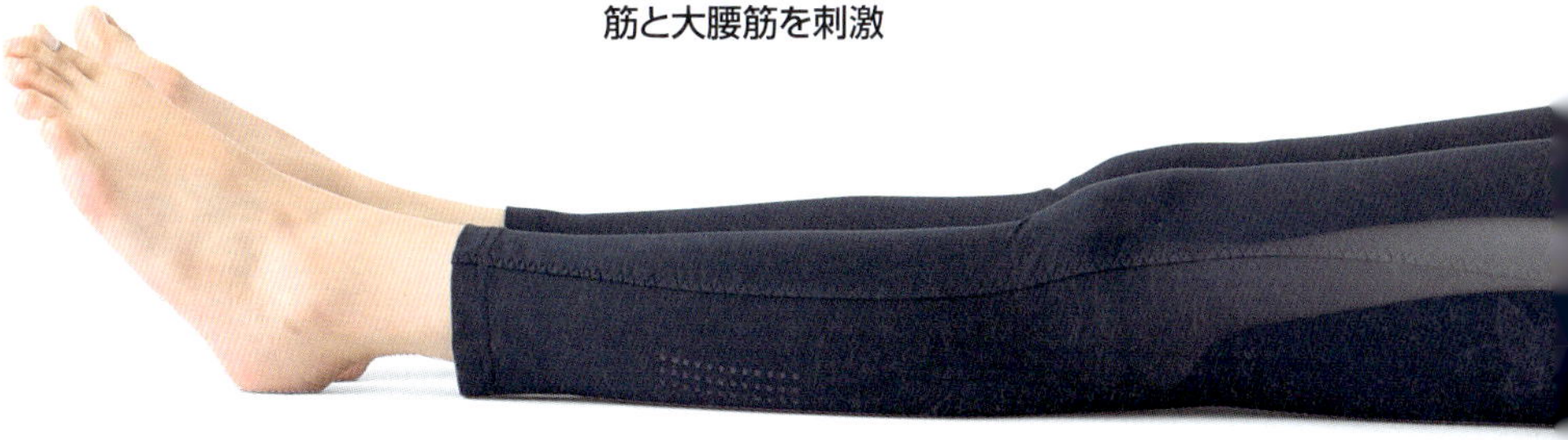

改善プロセス 1

痛む部分に効く

股関節を曲げ、次にひざを伸ばしながら脚を下ろす動きをすることで、腸骨筋と大腰筋を刺激

改善プロセス 2

腸骨筋と大腰筋が付着している腰椎1～5番も刺激され、過度な負荷により硬直していた腰椎が動きを取り戻す

股関節痛に効かせるコツ

股関節を前後左右によく動かした際に、なんとなく引っかかる感じがするところで脚を曲げ伸ばししてから下ろす動作を行うと、股関節がゆるむ

原因

頭痛

ここでは頭の片側が痛む、片頭痛についてお話ししましょう。片頭痛は血流と関係が深く、じつは胃のトラブルから始まるケースが多い症状です。胃に負担をかける生活が続くと、胃だけでなく背中の血流まで悪くなり、背中の筋肉が硬直します。それでも胃を休めないと、すぐ上にある心臓に負担がかかり、全身の血流に悪影響を及ぼします。この硬直が肩甲骨を寄せにくくし、左右に広がるように。こうして頭へとつながる筋肉まで引っ張られて緊張し、頭への血流をさらに悪化させます。

もし頭の片側ばかりが痛むとしたら、食事の量や回数が多いのかもしれません。たった1週間、食事の量を控えめにしたら20年来の片頭痛が嘘のように消えた例もあります。

そのとき頭は、こうなっている！

首に負荷がかかり 頭への血行が悪化する

それ以外に考えられる原因

睡眠不足のときの頭痛も、じつは臓器の疲労と関係が。夜遅くに食事をすると胃腸の休む時間が削られ、自律神経の働きや血糖値が変動します。すると眠りが浅くなって疲労回復が進まず朝、頭が痛むのです。精神的ストレスが重なり頭の緊張が続く人も眠りが浅く、首の筋肉から緊張が抜けなくなる傾向があります。朝起きて突然むちうち症のように首が回らなくなる原因は、これです。

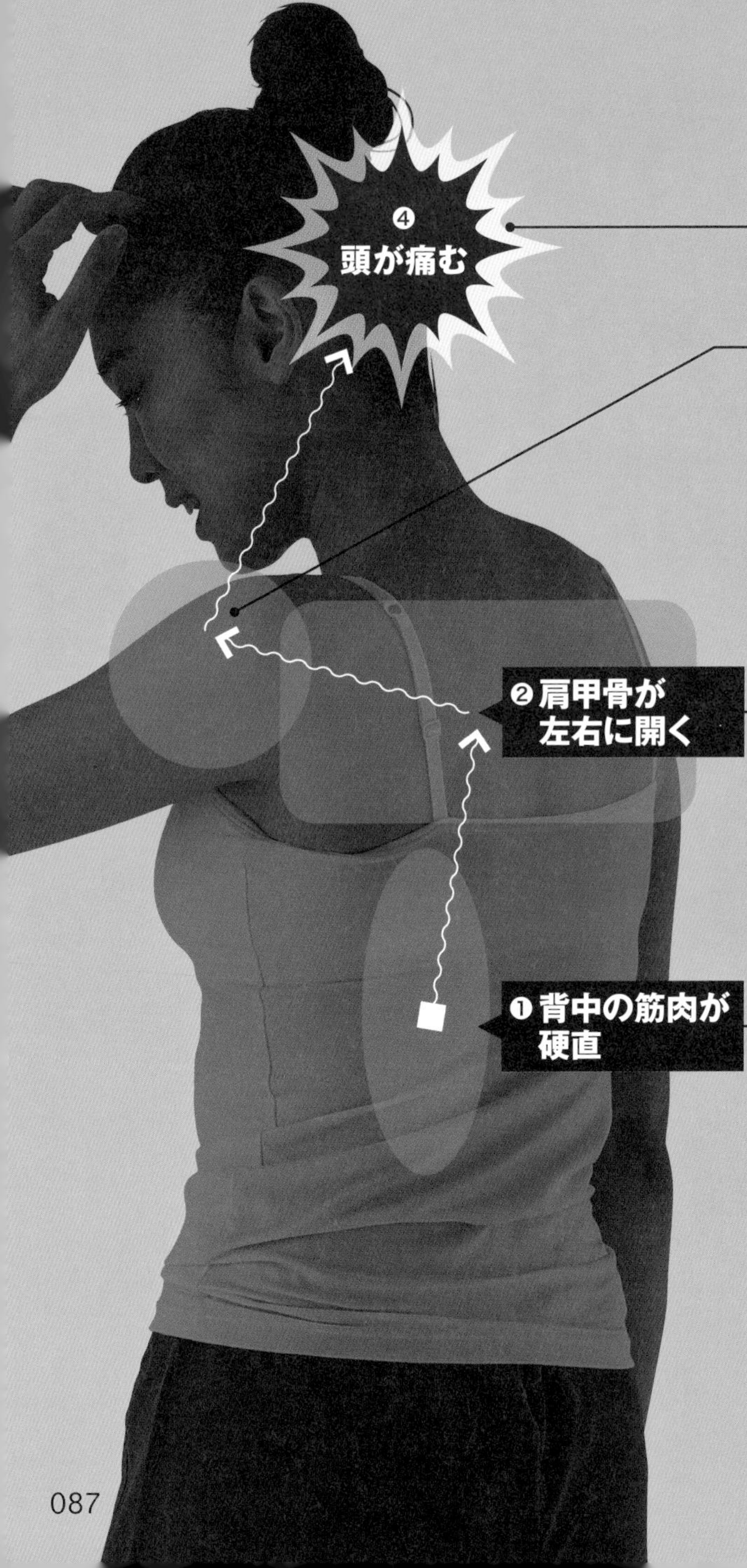

頸椎周辺の後頭下筋群（上・下頭斜筋）も硬直し、脳につながる大きな血管である椎骨動脈などが圧迫され、血流が悪くなって頭痛が起こる

肩が前に出て首と肩甲骨をつなぐ肩甲挙筋が引っ張られ、肩甲挙筋が付着している頸椎1、2番も硬直

硬直した筋肉が心臓に悪影響を及ぼすようになり、菱形筋の働きが弱まって肩甲骨が左右に開く

胃に蓄積した負担が、すぐそばの脊柱起立筋や背骨まわりの筋肉を硬直させる

かけていた
の筋肉がゆるむ

改善プロセス 3

根本原因に効く

頚最長筋が付着している頚椎2～5番もゆるんで頚椎内を通る椎骨動脈などへの圧迫が解消され、脳への血行が改善。筋肉の硬直という頭痛の原因がなくなり痛みが消えていく

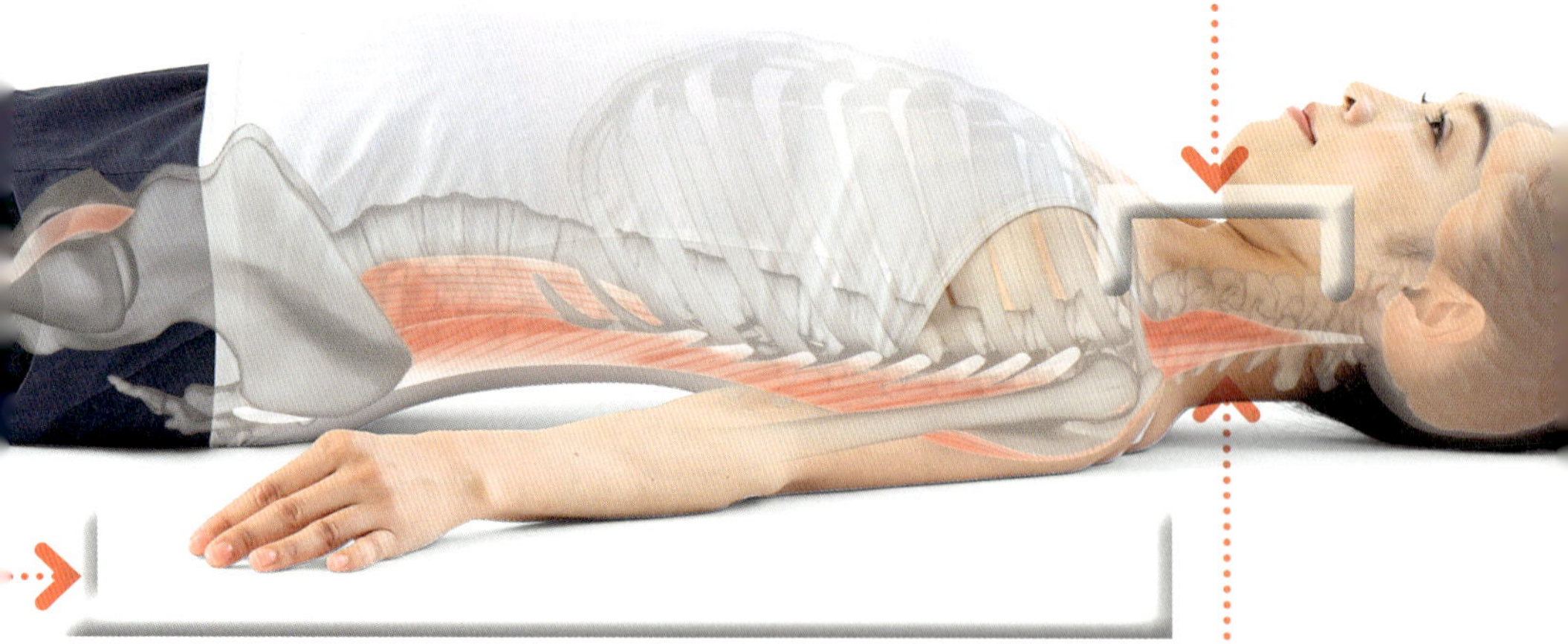

改善プロセス 2

次に、強く引っ張られて硬直していた頚最長筋までゆるむ

「引き合う動き」をすると

首に負担を
背骨まわり

痛む部分に効く

改善プロセス 1

ひざを伸ばしながら脚を下ろす動作をすることで、大腰筋から脊柱起立筋、菱形筋という順に力が入り、いったん収縮した後は適度にゆるんでいく

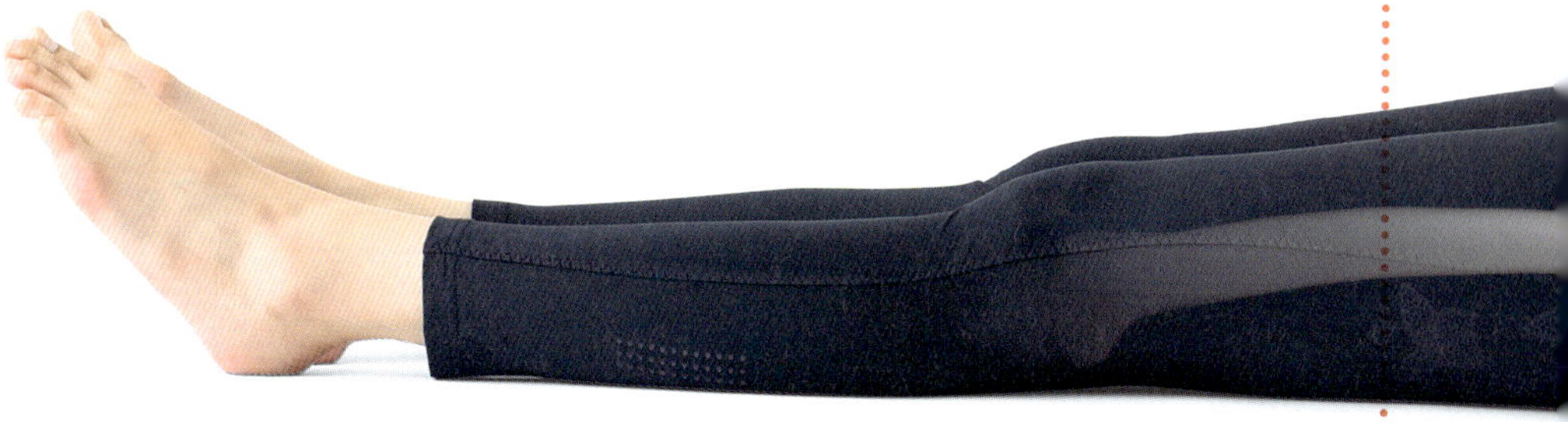

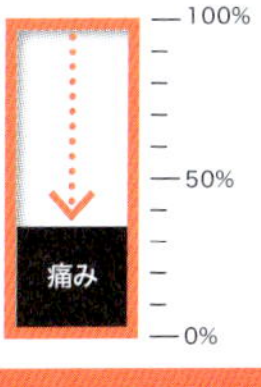

「引き合う動き」1か月で

痛みが64.9%減

背中の痛み

こうなっている！

原因

背中の痛みは、ほかの部位で不具合が生じる前に起きやすい症状です。背中に痛みを訴える人の多くは、呼吸で使う筋肉が弱って呼吸が浅くなっています。呼吸が浅くなると体の前面が縮み、肩甲骨が左右に広がったり腰が丸まったりして、背中の筋肉に負担がかかりがちになるのです。

あるいは長時間のデスクワークで指を酷使する状態が続くと、自然と前かがみになり肩甲骨のあいだが引き伸ばされて痛むように。胃に負担をかけすぎる生活をしても、胃の硬直が背骨まわりの筋肉まで硬直させ、痛むようになります。

どれも体形の変化により、筋肉が引っ張られて生じる痛みです。放っておくと頭痛や腰痛など別の症状に発展していきます。

そのとき背中は、こうなっている！

背中の筋肉が疲労困憊し背中が硬直する

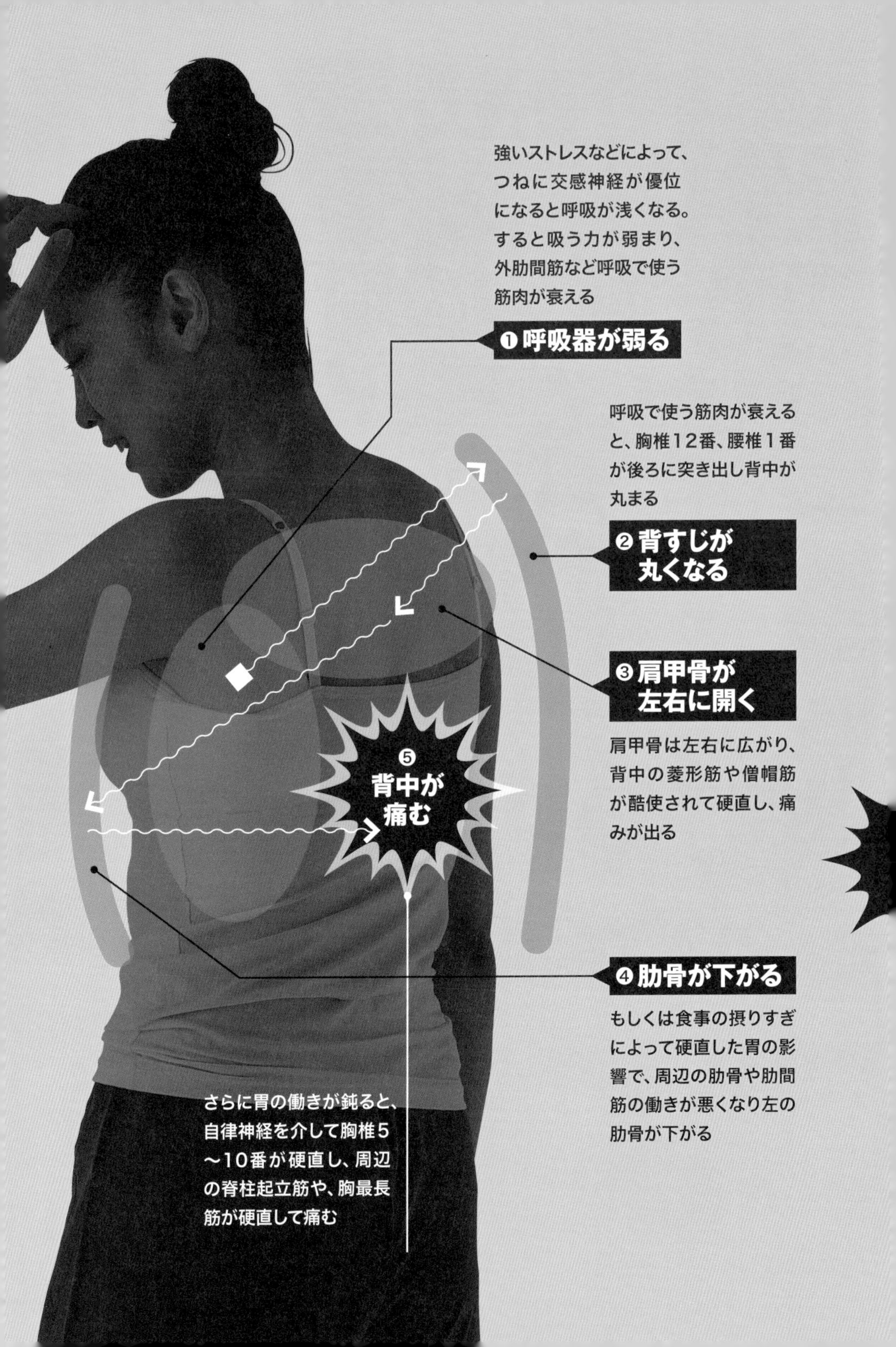
強いストレスなどによって、つねに交感神経が優位になると呼吸が浅くなる。すると吸う力が弱まり、外肋間筋など呼吸で使う筋肉が衰える
❶呼吸器が弱る
呼吸で使う筋肉が衰えると、胸椎12番、腰椎1番が後ろに突き出し背中が丸まる
❷背すじが丸くなる
❸肩甲骨が左右に開く
肩甲骨は左右に広がり、背中の菱形筋や僧帽筋が酷使されて硬直し、痛みが出る
❹肋骨が下がる
もしくは食事の摂りすぎによって硬直した胃の影響で、周辺の肋骨や肋間筋の働きが悪くなり左の肋骨が下がる
❺背中が痛む
さらに胃の働きが鈍ると、自律神経を介して胸椎5〜10番が硬直し、周辺の脊柱起立筋や、胸最長筋が硬直して痛む

をかけている
む

改善プロセス 2 痛む部分に効く

この刺激によって硬直がゆるみ、胸椎が付着している胸最長筋までゆるむ

改善プロセス 3 痛む部分に効く

強く引っ張られて硬直していた胸最長筋がゆるむことで、背中の痛みの原因が解消される

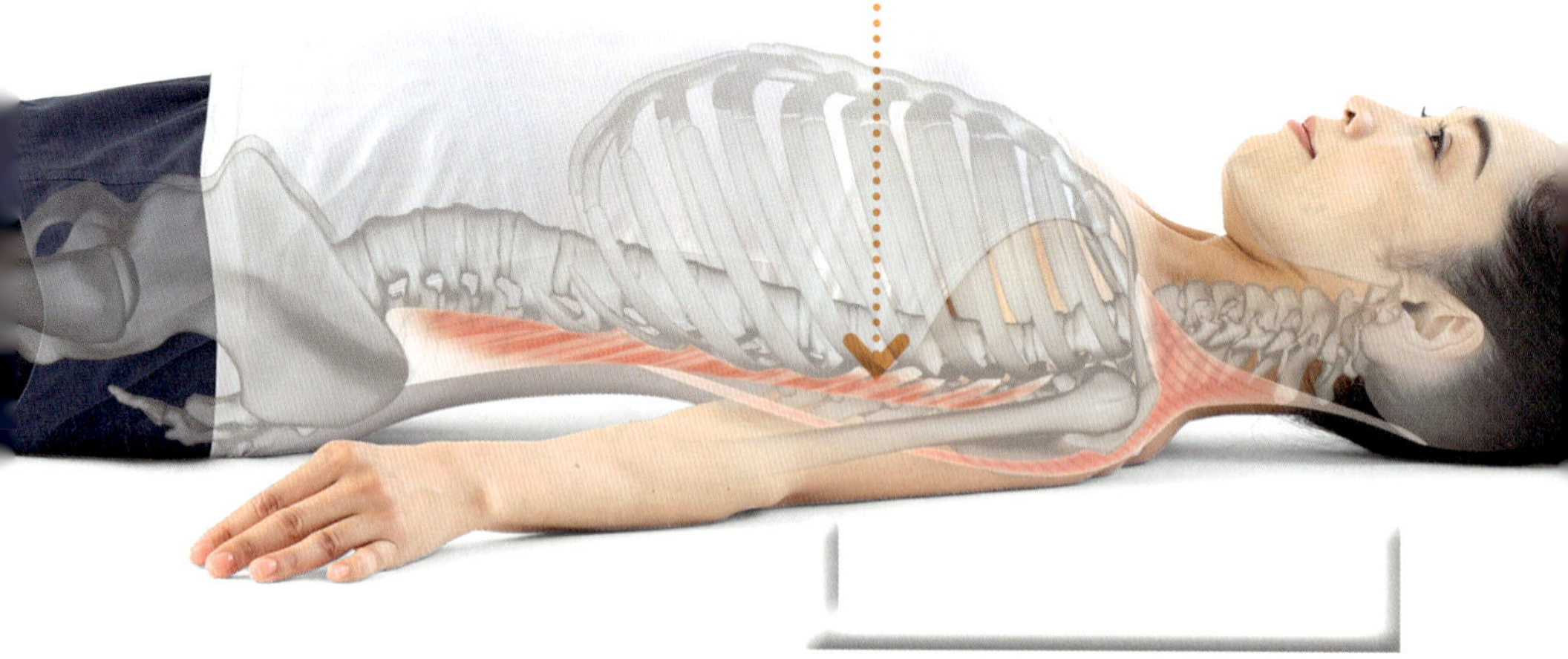

改善プロセス 1 根本原因に効く

腰椎のアーチを意識しながら脚を下ろすと、脚の重みを僧帽筋や胸椎6〜8番で支えながら動作することになる

「引き合う動き」をすると

背中に負担 筋肉がゆる

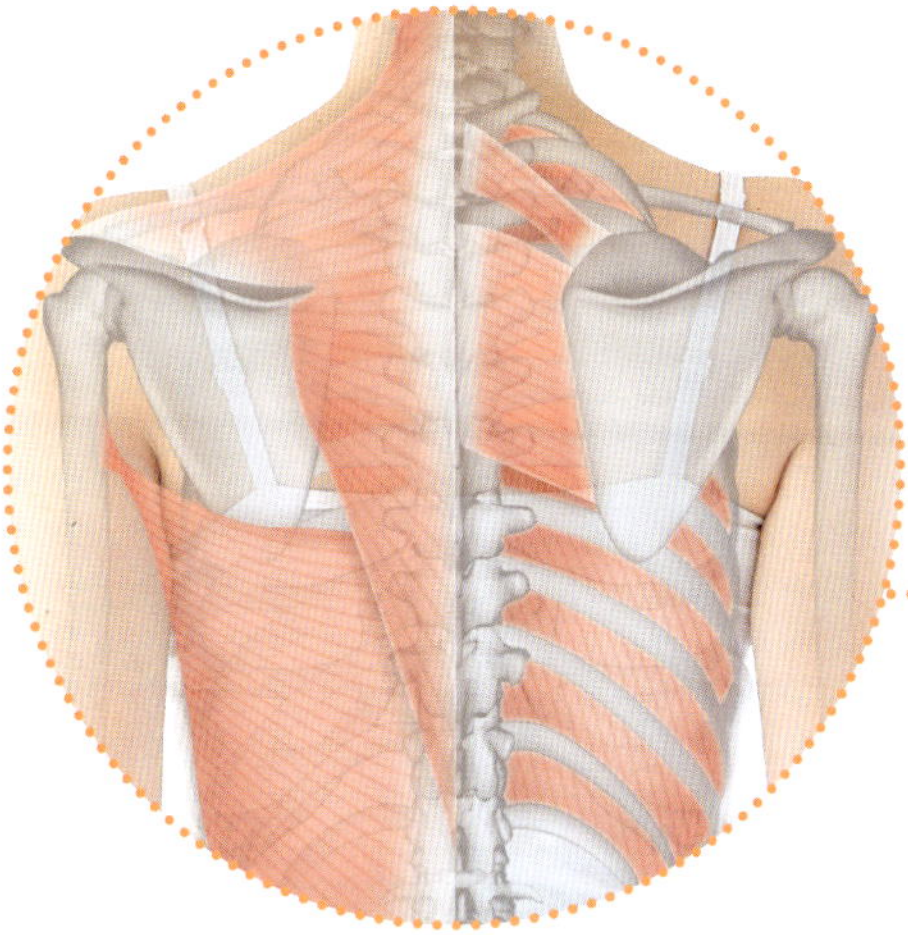

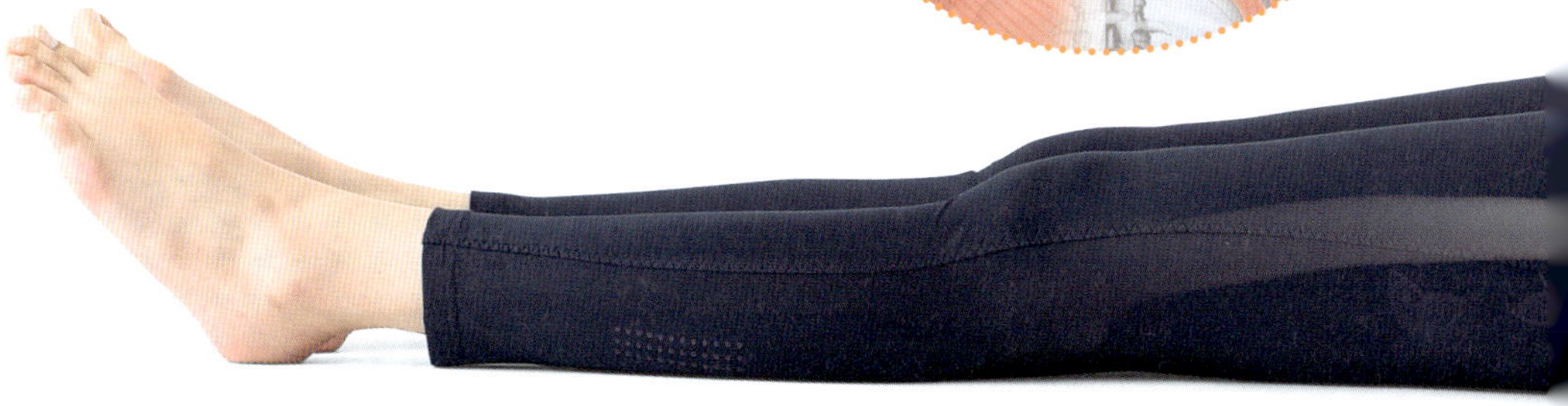

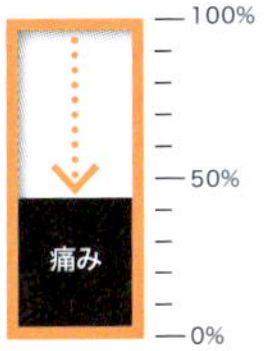

「引き合う動き」1か月で

痛みが56.1%減

坐骨神経痛

原因

坐骨《ざこつ》神経痛の場合、どこに症状が出たとしても、その多くにお尻の筋肉の状態が関係しています。人体のなかでも際だった大きさを誇るお尻の筋肉には強い力があり、ここの力が抜けると歩くのにも支障をきたすもの。それ以前に立って姿勢を維持し続けることすら難しくなるでしょう。これはお尻の筋肉の異常が、腰から下半身にかけての筋肉すべてに影響しているということです。そのなかでも過剰な負担のかかった部分が、痛むわけです。

坐骨神経痛も、ほかの痛みと同様に神経系か循環系のトラブルが潜んでいます。おおもとの神経や血管の通っている背骨まわりに原因があるため、そこの確認が必要です。

そのとき坐骨神経は、こうなっている！

機能低下した臓器のまわりの筋肉が硬直し神経を締めつける

それ以外に考えられる原因

同じ坐骨神経痛でも、筋肉から力が抜ける筋弛緩性のものはやっかいです。力が抜けるというのは、その部分に負担がかかった状態でかなりの時間が経ったからこそ起きる現象。血流も神経の状態も悪化しているため、治りにくいのです。

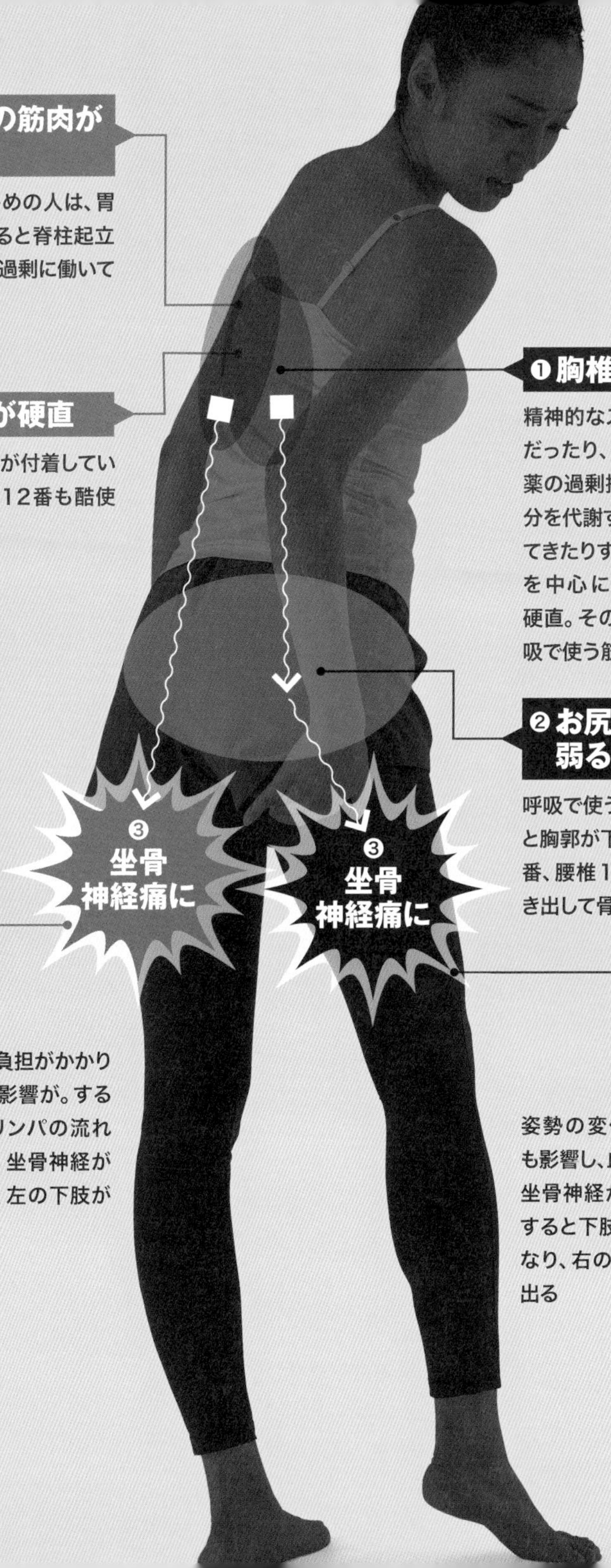

❶ 背中の筋肉が硬直

食事量が多めの人は、胃が疲れてくると脊柱起立筋の左側が過剰に働いて硬直する

❷ 胸椎が硬直

脊柱起立筋が付着している胸椎6～12番も酷使されて硬直

腰や坐骨に負担がかかり股関節に悪影響が。すると、血液やリンパの流れが悪くなり、坐骨神経が圧迫されて、左の下肢が痛み出す

❶ 胸椎が硬直

精神的なストレスが過剰だったり、サプリメントや薬の過剰摂取によって成分を代謝する肝臓が疲れてきたりすると、胸椎9番を中心に10～12番も硬直。その影響により呼吸で使う筋肉が衰える

❷ お尻の筋肉が弱る

呼吸で使う筋肉が衰えると胸郭が下がり、胸椎12番、腰椎1番が後ろに突き出して骨盤が後傾

姿勢の変化は股関節にも影響し、血管やリンパ管、坐骨神経が圧迫される。すると下肢の巡りが悪くなり、右の下肢に痛みが出る

させている
の硬直がゆるむ

改善
プロセス
3
根本原因
に効く

頸椎から肋骨、腰椎まで連動しながら働くようになり、下垂していた腰や骨盤、坐骨も引き上げられる。下肢の血液やリンパの流れがよくなるほか、坐骨神経の圧迫もなくなり痛みが消える

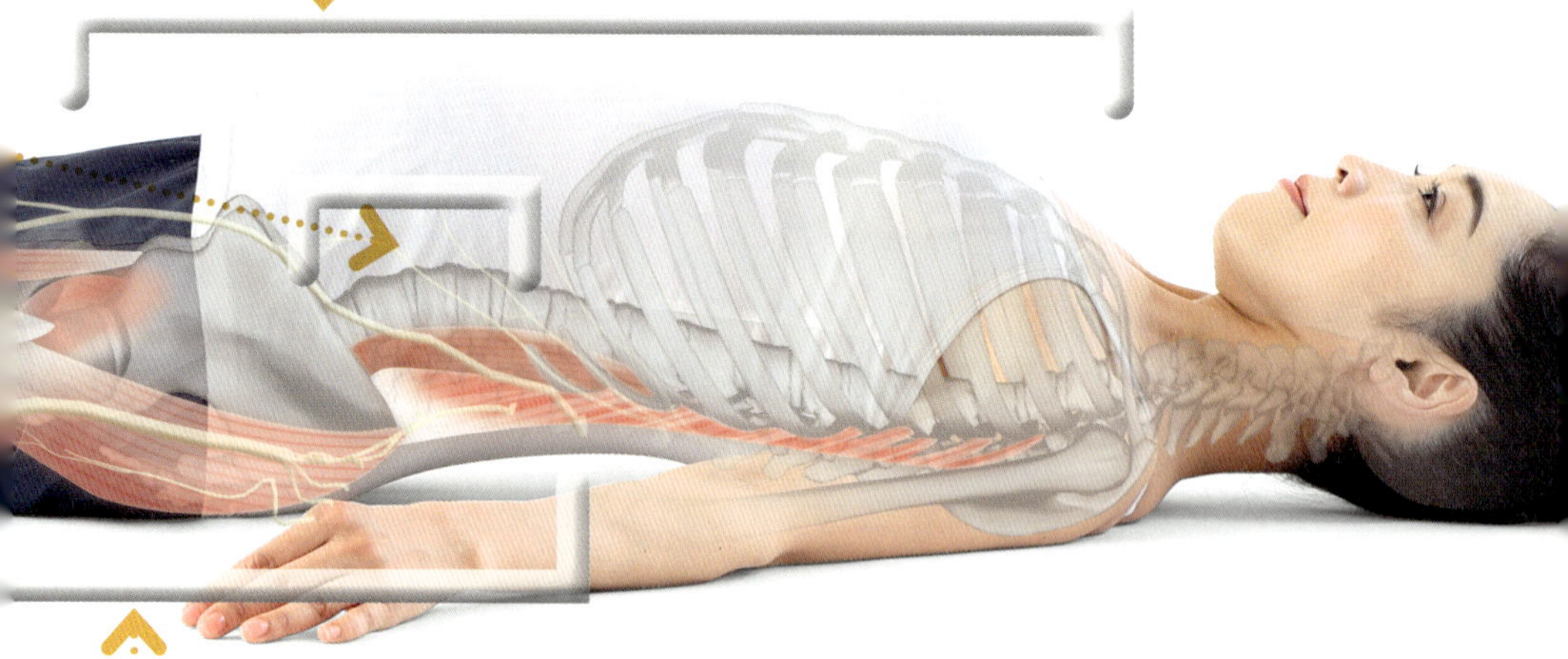

改善
プロセス
1
痛む部分
に効く

ひざや股関節を曲げ伸ばしする動作が大腿四頭筋、大腿二頭筋、大臀筋、腸腰筋を刺激する

「引き合う動き」をすると

痛みを感じ神経まわり

改善プロセス 2

腸腰筋が付着している腰椎1～5番も刺激され、適度にゆるんで働くようになる。それが頸椎1番から腰椎5番にかけてついている最長筋を刺激

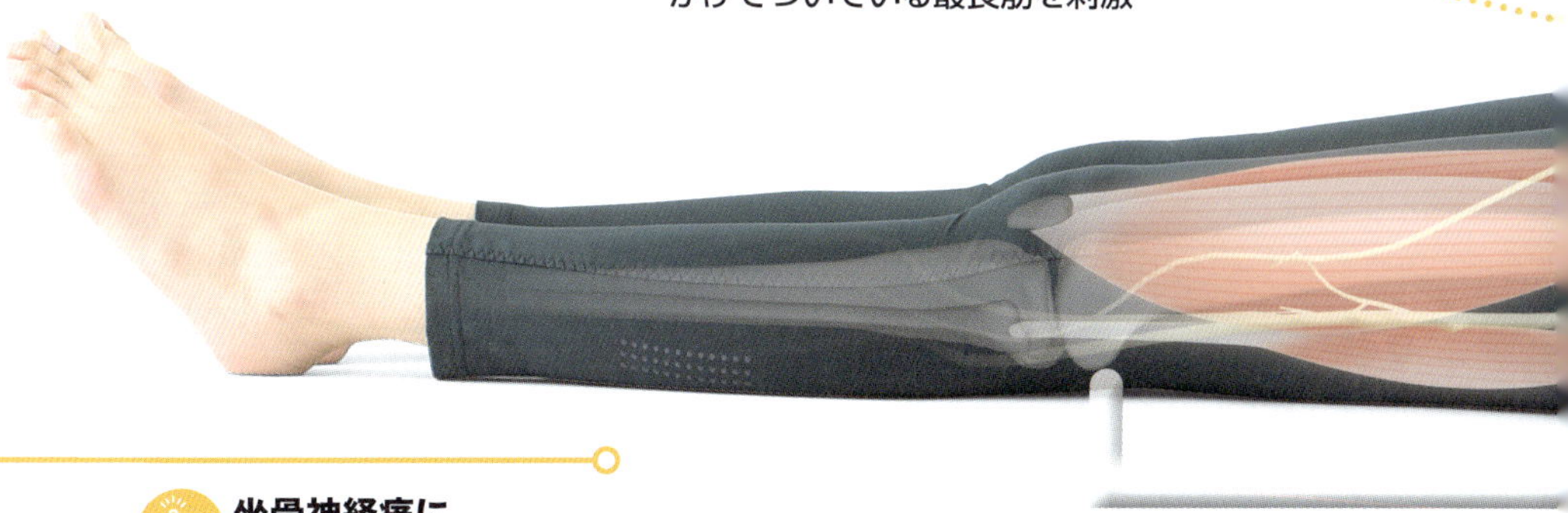

坐骨神経痛に効かせるコツ

神経が引っ張られる感じがしたり痛みが強かったりする人は、脚を「く」の字に曲げつつ外から円を描くようにしてひざを抱えよう。筋肉がゆるんで抱えやすくなる。ひざを伸ばしてからのコツは、外側に少し脚を開きながら下ろすこと。そうすると腰椎のアーチづくりに役立つ中臀筋を刺激できる

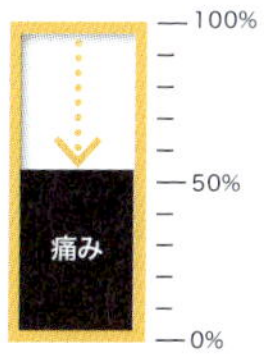

「引き合う動き」1か月で

痛みが45.8%減

体験談

股関節痛

股関節の違和感や痛みが解消 始めて1週間くらいで腰痛も消えた

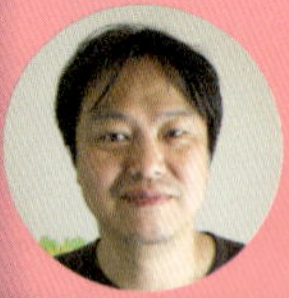

式守昭二さん 48歳

35歳くらいから、**長く自転車に乗っていると股関節に引っかかるような違和感**がありました。その後、長時間歩くと痛みが生じるようになったのです。

30代になってから格闘技を始めたので、股割りなどの柔軟体操をしていたこともあり、最初はそのせいかもしれないなぁ、と思っていました。ただ、毎日痛むわけではないので深刻には考えませんでした。あとは長時間座りっぱなしで仕事をするため、腰が痛むことがときどきありました。

姉に「引き合う動き」をすすめられたのは、ちょうど仕事が忙しく長時間働き詰めで、腰痛が出続けていたときです。

朝、目覚めてすぐに左右2回ずつ実践し始めました。たまに夜にするときもありましたが、朝のほうが習慣化しやすかったです。

1週間くらい経ったころ、まず腰痛が気にならなくなりました。さらに仕事などで座り姿勢が長時間続いても、腰痛が出にくくなるという、うれしい変化が。そして**1、2か月経ったころには、股関節の引っかかりや痛みまで消えていました。**

いまは自転車に乗っても、股関節の違和感や痛みが出ることはありません。以前はそのせいで歩きにくかったので、とても快適です。

今後も股関節や腰などに痛みが出そうなときは「引き合う動き」をしたいと思います。

つねに後頭部の痛みに悩まされていたのですが、15年前の年末に脳梗塞で倒れました。緊急搬送されて1週間ほど入院したときのMRI検査で、**1㎝大の脳梗塞1個と、それより小さな脳梗塞が10個以上見つかった**のです。**医師からは「10年後には、もっと大きくなる」との忠告**が。それ以来、左の後頭部に四六時中鈍い痛みがつきまとい安眠できた夜はありません。しかも梅雨どきは特に痛みが増し頭が重いままで、すっきりする瞬間がないのです。

この状態を少しでも改善したいと考え、井本整体で学ぶようになりました。いろいろ試すなか昨年「引き合う動き」に挑戦。**毎日、朝起きたときに左右1回ずつ行いました。**始めた当時は左ひざに痛みがありましたが、すぐに痛みを感じなくなります。1週間経ったころ、不思議ですが頭痛までだんだん軽減されていきました。

頭痛

四六時中あった鈍い頭痛が1週間ほどで感じないように 気になっていた小さな脳梗塞がすべて消えた!

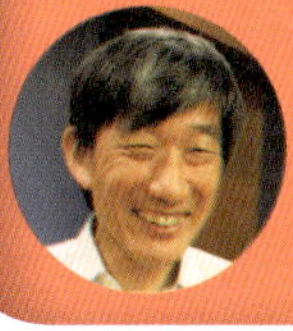

伊藤幸雄さん 66歳

その後のMRI検査では、10個以上あった小さな脳梗塞がすべて消えていたのです。1㎝大だった脳梗塞も8㎜に。医師には大きくなると言われていたので本当にうれしいし、突然死の恐怖が遠のきました。

いまでは頭痛は皆無となり、夜もよく眠れるように。常時鈍い痛みがあって頭のなかがどんよりと曇っているような状態を脱し、雲ひとつない晴天の気分です。

そのほかの不調まで改善できたので、まわりの人にも「すごくいいよ」とすすめています。

ほかにも、私はつねに体に力が入って緊張していたのですが、この「引き合う動き」をすると、ほどよく力が抜けます。さらに**うつ傾向から脱し、気持ちや考え方が明るく**なりました。「引き合う動き」で、心身ともにリセットできている気がします。

背中の痛み

日常生活に支障が出るほどの背中の痛みをひと月で撃退 仕事や家事で痛みを感じなくなったのがうれしい

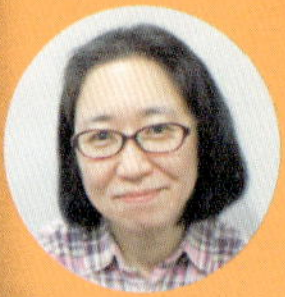

岡美奈子さん
47歳

昨年6月、気温と湿度が高くなってきたころに、熱中症になってしまいました。**猛暑で体が弱ったせいかさまざまな不調に襲われ、特にいままで感じたことのなかった背中の痛みに苦しみました。**普段から背中の上部・肩甲骨あたりに重だるい感じがあり、少し体を動かすと鋭い痛みが。物を拾おうとしてしゃがむなどするだけで、強烈な痛みを感じます。

その後「引き合う動き」を教わったので、ひと月くらい集中して取り組みました。毎日、**夜寝る前に左右1、2回ずつ続けるうちに体がだんだん整ってくるような感覚**が。

まず、熱中症になってから出た**顎関節《がくかんせつ》症や物忘れと、以前からあった頭痛や目の痛み、脚のむくみが軽くなりました。**同時に背中の痛みがすっきり消えていたのです。

起き抜けに背中が痛むことがよくあったのですが、それも消えて目覚めがすっきり爽快に。背中の痛みがなくなったことで、体をスムーズに動かせるようになったのは心底うれしかったです。

家事では少し前かがみで背中を丸める姿勢になることが多いため、背中に違和感があったのですが、それすらすっかりなくなりました。日常生活で痛みを感じなくなったことは、非常にありがたいですね。

それと以前から疲労がたまると腰やひざが痛むことがあったのですが、「引き合う動き」をすると痛みが軽くなり動きやすくなります。

これからも体の不調が気になったら、「引き合う動き」で改善していきたいと思います。

坐骨神経痛

仕事中の強い痛みが一掃 数分で終えられる 手軽さが魅力

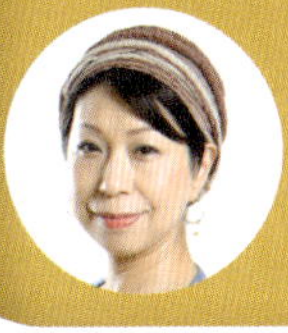

庄司利香さん 52歳

45歳のとき、あお向けで寝ていると**左側の骨盤の仙骨周辺がしびれるように**なりました。その後、左側のお尻や太ももの裏側の筋肉が硬くなってきて坐骨神経痛を発症。ヨガのインストラクターをしているので、ヨガのポーズやストレッチを駆使し硬直した筋肉をほぐすようにしました。それでもお尻や太ももの裏側の筋肉が縮むので、少し伸ばそうとするだけでも強い痛みが走ります。時間をかけてゆっくりと伸ばさないとどうにもならず、**一時的にやわらかくなっても、またすぐに硬直**。痛みはどんどん強くなるばかりでした。

この痛みは仕事にも悪影響を及ぼします。生徒さんが心配するので、痛みを悟られないように笑顔でポーズをとりながら指導するのは至難の業でした。

そうして苦しんでいたときに「引き合う動き」を教わります。朝起きたときと夜寝る前に左右2回ずつ、あとは休憩が少しとれるときや、ひざに違和感やむくみがあるときにも行いました。**ほんの数分で終えられるので、いつでも気軽にできるのも魅力**です。続けるうちに詰まっていた関節がすっきりし、爽快感が。生まれて初めて感じる体への刺激で驚きましたが「これはいまの自分に必要だ」と確信し、こまめに行うようになりました。

始めてから10か月になりますが、坐骨神経痛はまったくありません。左の骨盤と仙骨のしびれや、お尻や太もも裏側の筋肉の硬直もすべてなくなりました。以前なら当たり前にあった不調が、気づけば消え失せていたのです。ヨガのポーズは、むしろ以前よりパフォーマンスが上がりました。「仕事を辞めなければいけないかもしれない」という将来への不安がなくなったことが本当にうれしく、この「引き合う動き」に感謝しきりです。

上手に刺激すれば、どんな高齢者でも体は変わる

column

筋肉は多少硬くなっていたとしても、よく動かせばゴムのように伸び縮みする力を取り戻します。ただ、これが高齢者の場合、筋肉というゴム自体が硬いだけでなく固まっているので、あまりに強い力で引っ張ると切れてしまいかねません。とはいえ年配の方でも、あきらめる必要はまったくありません。やり方をほんの少し変えるだけで問題なく、筋肉が柔軟に伸び縮みするようになるからです。本書の「引き合う動き」は、さまざまな部位の状態をよくする方法に満ちています。たとえば、ひざをほんの少し外側に開いた状態で脚を伸ばしていくと、脚の筋肉が無理なく伸び縮みするといった具合に。

人の体は個々に違うので、自分の体に合った動かし方を見つけていくことが非常に大事です。

PART 4

「引き合う動き」でこんな不調が治った

肩こり

こうなっている！

原因

肩こりの根本原因をたどるとわかるのが、ほとんどが肩自体には原因がないということです。仕事や家事などで腕の筋肉を酷使するうちに肩にまで力が入り、疲労が蓄積して肩こりを起こすこともありますが、いちばんの原因は別のところにあります。

意外かもしれませんが、肩こりの原因の一つは胃腸が弱ることです。食事量が多かったり夜遅く食べたりすると、疲れた胃腸の回復に必要な休息時間が取れません。これが胃につながる神経の出ている胸椎に悪影響を与えます。すると、その周辺にある背中の筋肉が緊張して硬直するように。こうして肩から首にかけての筋肉が過度に引っ張られ、肩こりになるのです。ほかには精神的ストレスによって頭が緊張して起きる場合、骨盤が後傾して起きる場合もあります。

そのとき肩は、こうなっている！

背骨まわりの筋肉が硬くなり肩甲骨周辺の筋肉が慢性疲労に

それ以外に考えられる原因

五十肩などの肩関節の障害、変形性頸椎症や胸郭出口症候群などの神経や血管の障害が、肩こりとなって表れる場合も。また、臓器の障害や負担が肩に悪影響を及ぼす場合もあり、むちうち症や関節リウマチ、高血圧、貧血なども原因となります。肩こりに伴って胸やみぞおち、背中に強い痛みがあるときは、狭心症や心筋梗塞、胆石症、胸膜炎、食道炎などが潜んでいることもあり要注意です。

※不調を呼ぶ原因は多種多様ですが、そのなかでも近年多いものを中心に紹介しています

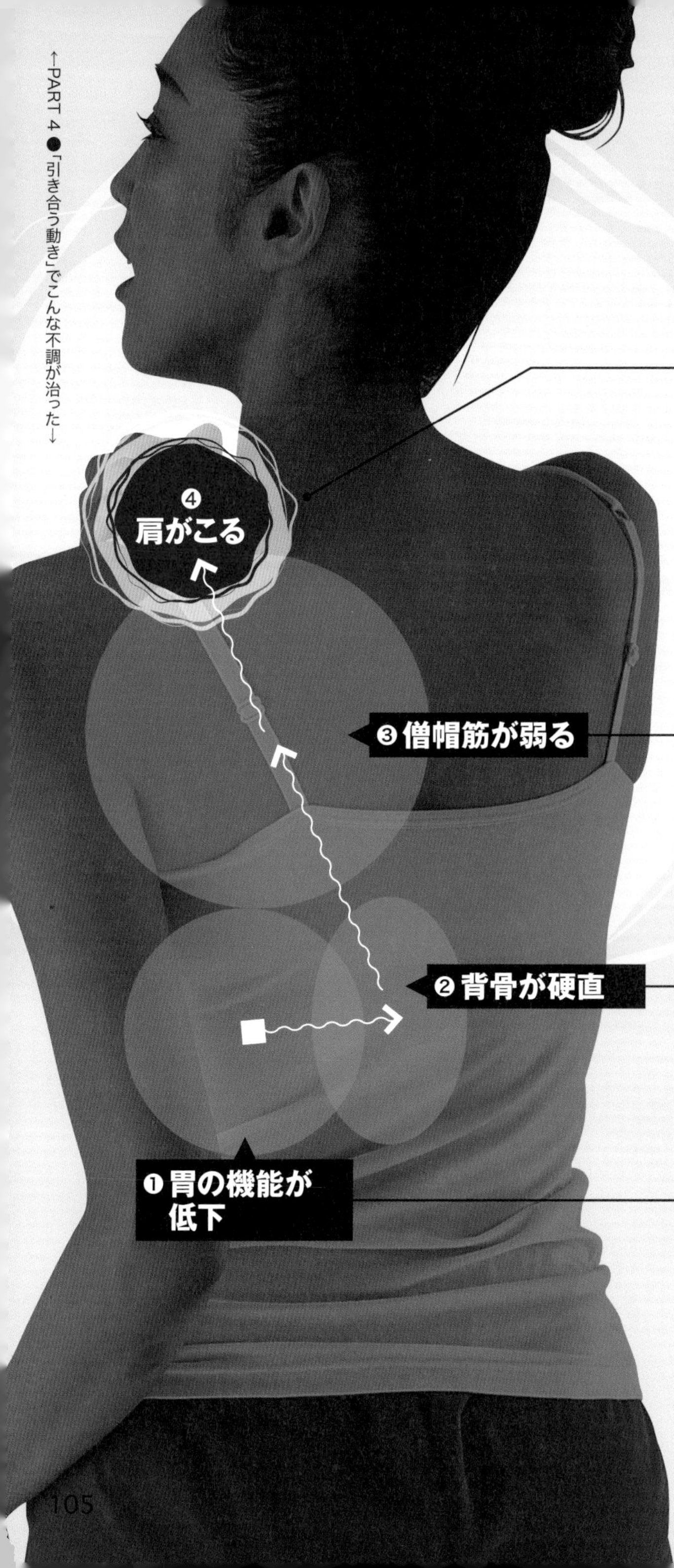

慢性的に背中から肩にかけての血行が悪くなり、こりを感じるように。さらに肩周辺の肩甲挙筋、菱形筋も酷使されて疲労がたまると、慢性症状に

胸椎12番には僧帽筋が付着しているため、僧帽筋上部・中部の動きがだんだん悪くなる

胸椎12番まで硬直し、腰椎の生理的湾曲が失われる

胃を過剰に働かせることで、胃が硬直

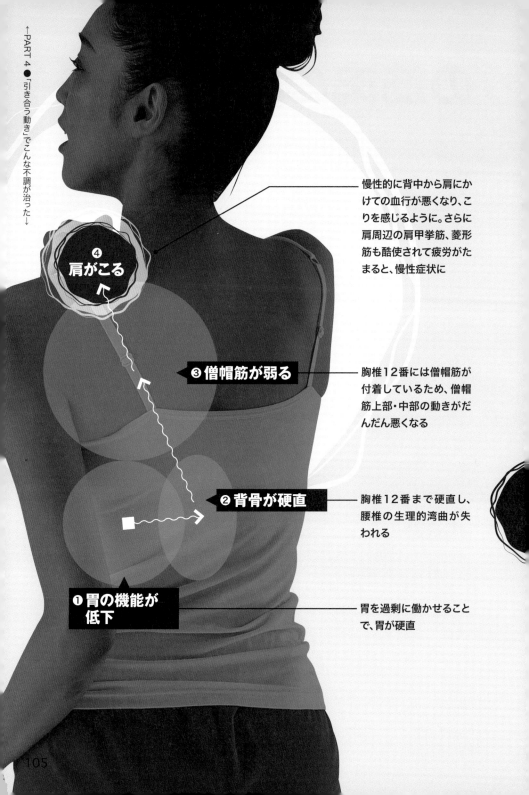

りの筋肉の
む

不快症状に効く

改善プロセス 4

左右に広がっていた肩甲骨は内側に入り、前に出ていた肩が正常な位置に戻って肩こりが解消する

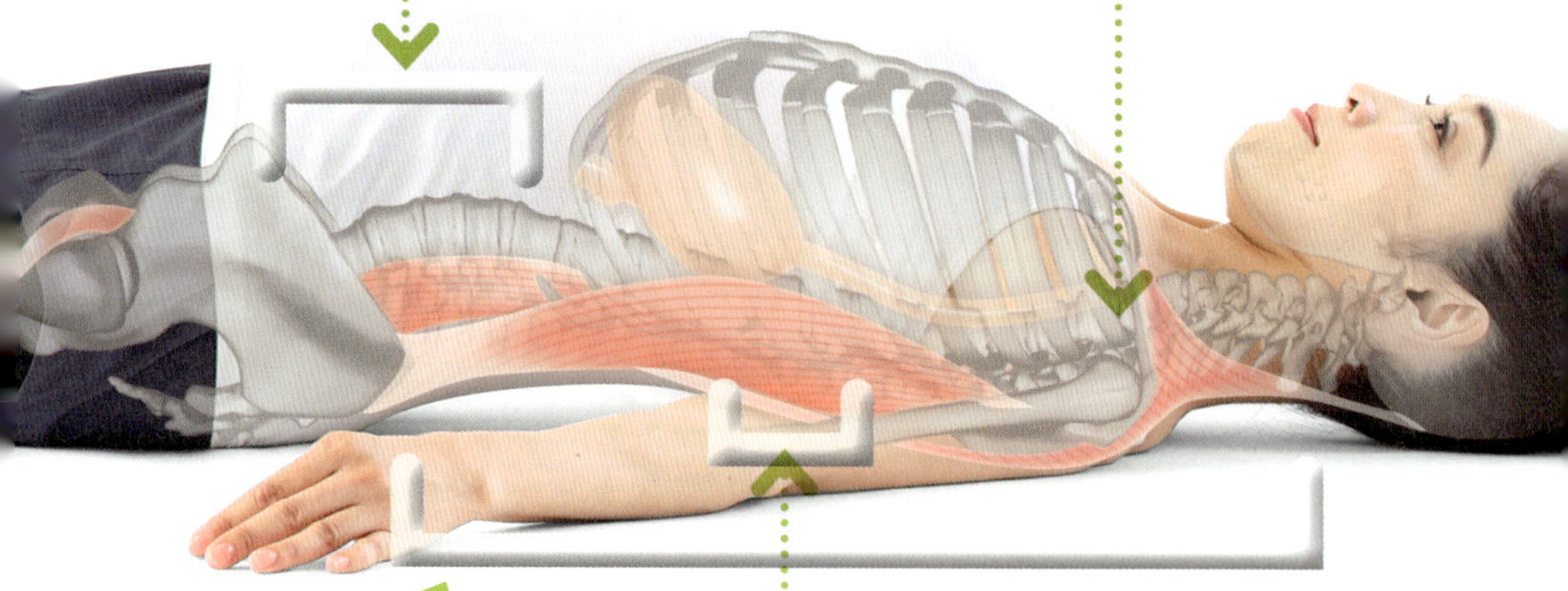

根本原因に効く

改善プロセス 3

胃につながる神経が出ている胸椎6〜8番が動きを取り戻すことで、胃の状態が上向く

「引き合う動き」をすると

肩甲骨まわ
緊張がゆる

改善プロセス 1

ひざや股関節を曲げ伸ばししてから脚を下ろす動作をすると大腰筋が刺激され、大腰筋が付着している椎骨の可動性が上がる

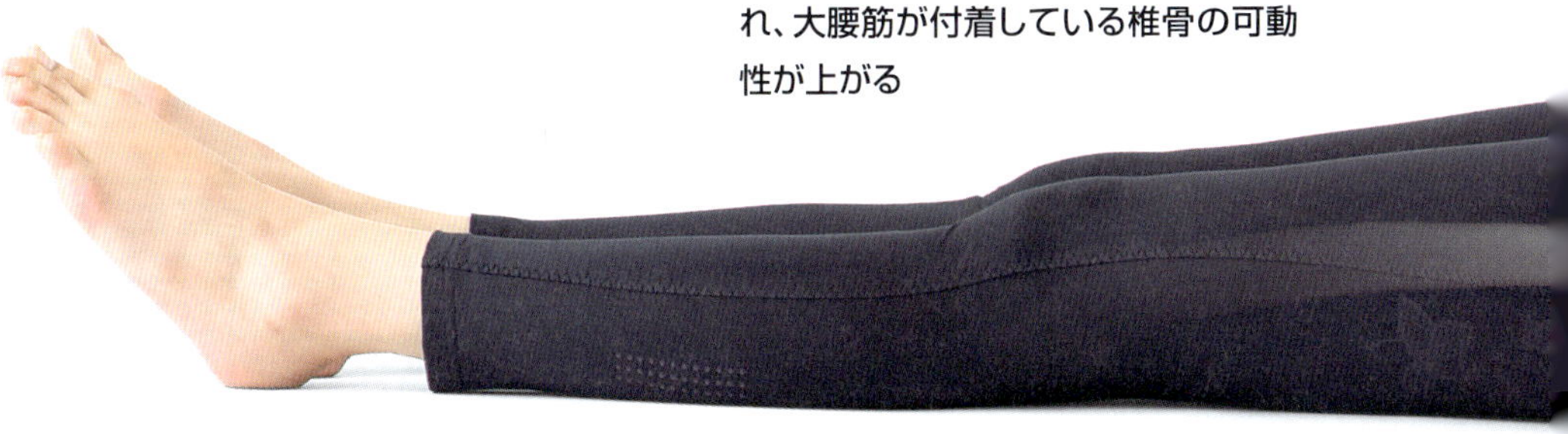

改善プロセス 2

胸椎12番がよく動くようになることで、広背筋や僧帽筋、菱形筋が刺激され、硬直がゆるむ

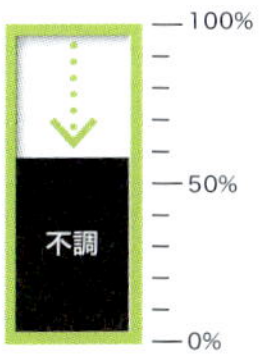

「引き合う動き」1か月で

症状が41.3%緩和

体験談

鎮痛薬が必要なほどの肩こりと痛みが緩和 慢性症状からくる頭痛も消えた!

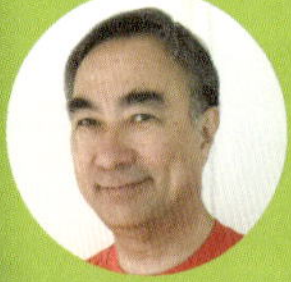

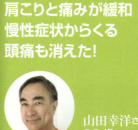

山田幸洋さん 63歳

会社員時代から、20年来の肩こりに悩まされてきました。つねにプレッシャーのかかる仕事だったので、緊張していたのでしょう。肩こりが四六時中あり、週1回のマッサージ通いが欠かせませんでした。

特に首に近いところには強い痛みが。鍼やカイロプラクティックなどにも通うものの、こりや痛みはまったく解消しないままでした。**痛みに耐えきれず鎮痛薬を飲むことも**ありました。

肩こりがひどくなってくると、週1回程度の頭痛まで抱えるように。頭痛薬にも頼らざるを得ないほど、ひどい状況に陥ります。

定年退職してからも相変わらず肩こりがあったので、週2回ほどマッサージ機で15分程度、肩をほぐすようにしていました。しかし肝心の**肩を刺激すると、肩の突起部分が硬くて痛いため苦痛を感じるばかり**。思うように症状が改善されません。

ちょうど**ひざの痛みも感じていたため、教わった「引き合う動き」を始める**ことにしました。毎日、朝晩1分ずつと、週2回のジム、月2回の健康塾に行ったときに実践。始めてから1か月で改善が見られ、3か月経ったころには肩こりがほとんど気にならなくなりました。いまでは月に1回、こりを感じるかどうかという程度です。肩こりがほぼないため、マッサージ機も不要になりました。私にとって、これは本当に画期的なことでした。

もちろん頭痛も皆無です。昔から四六時中感じ「あるもの」と考えていた肩こりですが、いまではない状態が当たり前になりつつあります。**20年来の悩みの種だった肩こりが消え、とても幸せ**です。これからも続けていきたいと思います。

体験談

気分が悪くなるほどの肩のこりや張り、痛みが一掃 肩が内側に巻くことなく、まっすぐ整った

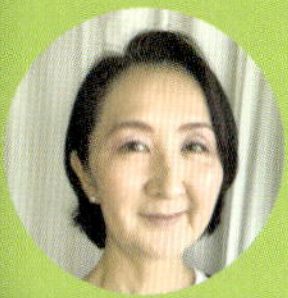

関根美代子さん 57歳

ずいぶん前から、ひどい肩こりに悩まされていました。肩の筋肉は形がわかるくらいパンパンに張って左右の大きさまで違います。触ってみると、ゴリゴリッとした硬い感触のしこりが。また、両肩が前に出て内側に巻いている状態でした。重いリュックを背負うと気分が悪くなるほどの、こりや痛みに襲われます。

　ほかにも**肩こりがひどくなると、腕や手にも疲労が**たまりました。だんだん力が入らなくなってきて物が強く握れなくなり、びんやペットボトルのふたが開けられないほどに。こうした悩みがあり「引き合う動き」を試してみたのです。

　毎日、朝晩いずれかのタイミングで、左右4、5回ずつ行いました。すると1か月で効果を感じ、3か月経って、いつの間にか肩が軽くなっていることに気づきました。肩にあったゴリゴリも消失。肩が張って盛り上がっていた部分も、気づけば平らになっていました。いまは**リュックを背負っても、不快な痛みはまったくありません。**

　肩は前に出たり内側に巻いたりすることなく、両肩が下がってまっすぐな状態を保てるようになりました。さらに腕から指先まで楽に力が入るようになり、びんやペットボトルのふたも簡単に開けられるようになったのです。

　肩こりが解消したことで、**体に余分な力が入らなくなったせいか、表情がぐんとやわらかくなったとよく言われる**ようになりました。自分でも当時の顔の印象が現在とまったく違うように思います。**左右の目の大きさが徐々に揃ってきた**のも驚きでした。

　おそらく体全体の左右差が整ってきたのでしょう。改めて「引き合う動き」のすごさを実感しています。

首こり

こうなっている!

原因

私が首こりに悩む方を診るときは、まず腰まわりの筋肉に疲労がたまっている、あるいは胃腸などの臓器が疲れているといったことを考えます。胸やお腹、腰が疲労によって硬直していくことで、その上でつながっている首まわりの筋肉が過剰な負担を強いられ、こり固まっていくからです。

首の「こり」「張り」は筋肉の硬直によって生じるものなので、度を超すと痛みや熱を生じるようになります。筋肉が過度に緊張すると体は熱を発し、こり固まった筋肉をどうにかゆるめようとするのです。

このように首や肩に熱を持っているときは、もむのは絶対にやめてください。もむという刺激に耐えるための防御反応で、筋肉はますます硬くなるからです。

そのとき首は、こうなっている!

背骨まわりの筋肉が血行不良に。そして首の筋肉に悪影響が

それ以外に考えられる原因

近年、ものすごい勢いで増えたのが腕の使いすぎです。あまり歩かなくなり全身の筋肉が使われなくなった一方で、デスクワークでキーボードを叩き続ける時間が激増し腕ばかり疲労する傾向は強まるばかりに。こうして疲労困憊した腕の仕事を肩や首が肩代わりして、首がこっていくのです。精神的ストレスは血行を悪くするので、イライラするとこりはさらにひどくなります。

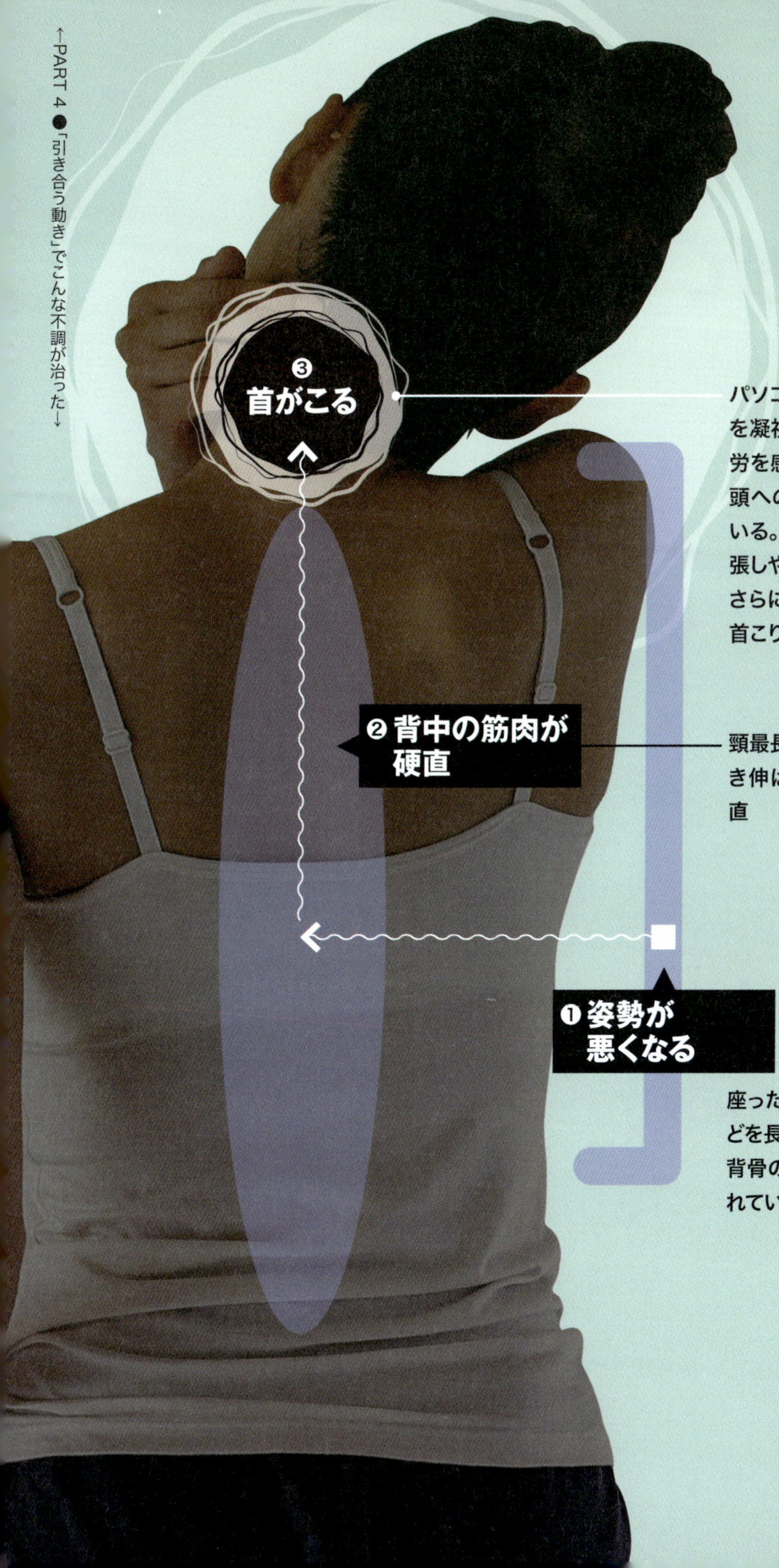

パソコンやスマホの画面を凝視することで眼精疲労を感じているとしたら、頭への血流も悪くなっている。顔や頭の筋肉が緊張しやすくなっているため、さらに血流が低下すると首こりを悪化させる

頸最長筋と頭最長筋が引き伸ばされ、しだいに硬直

座ったまま仕事や家事などを長時間続けることで、背骨のＳ字カーブがくずれていく

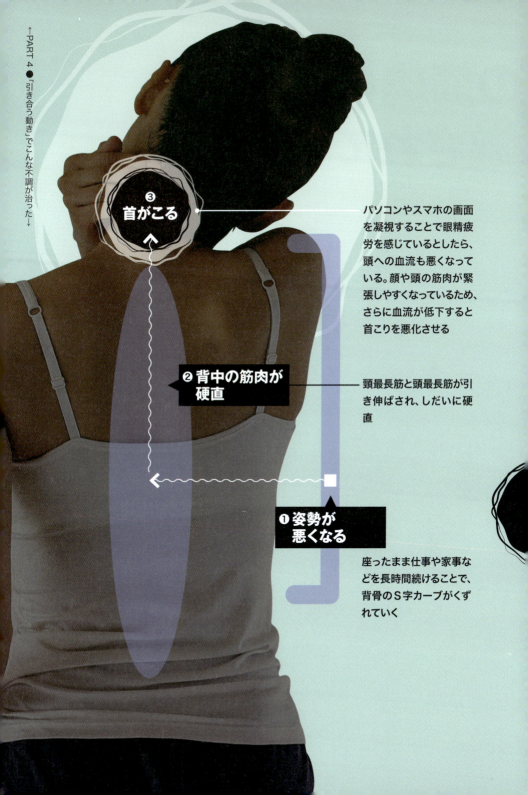

の筋肉の硬直が
激されてゆるむ

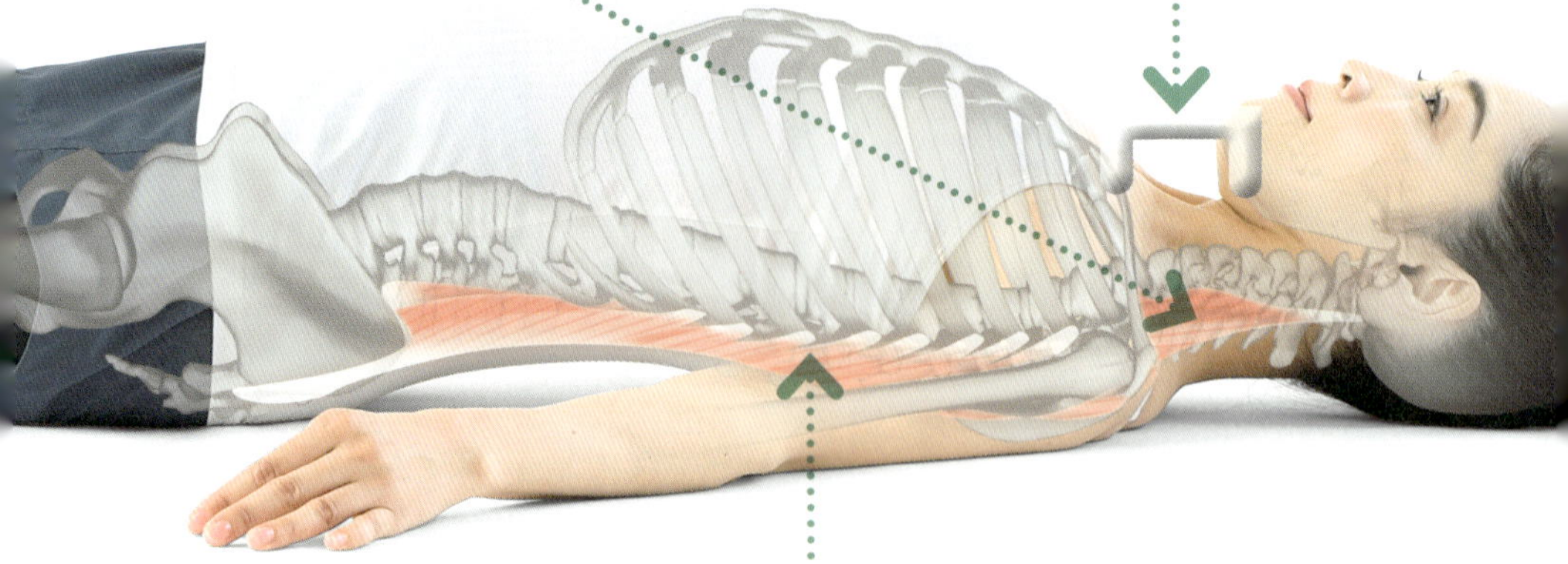

改善
プロセス
2

最長筋にいったん力が入ってゆるむことで、硬直していた頸椎4〜7番もゆるむ

根本原因
に効く

改善
プロセス
1

股関節を曲げてから脚を下ろしていく動作で、腰椎5番から頸椎1番にかけて付着している最長筋を刺激

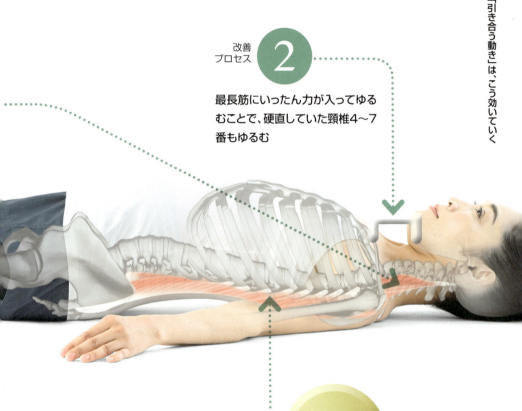

「引き合う動き」をすると

背骨まわり
集中的に刺

改善プロセス 3

不快症状に効く

こり固まっていた頸最長筋と頭最長筋が収縮してからゆるみ、本来の働きを取り戻すことで、だんだん首のこりが解消していく

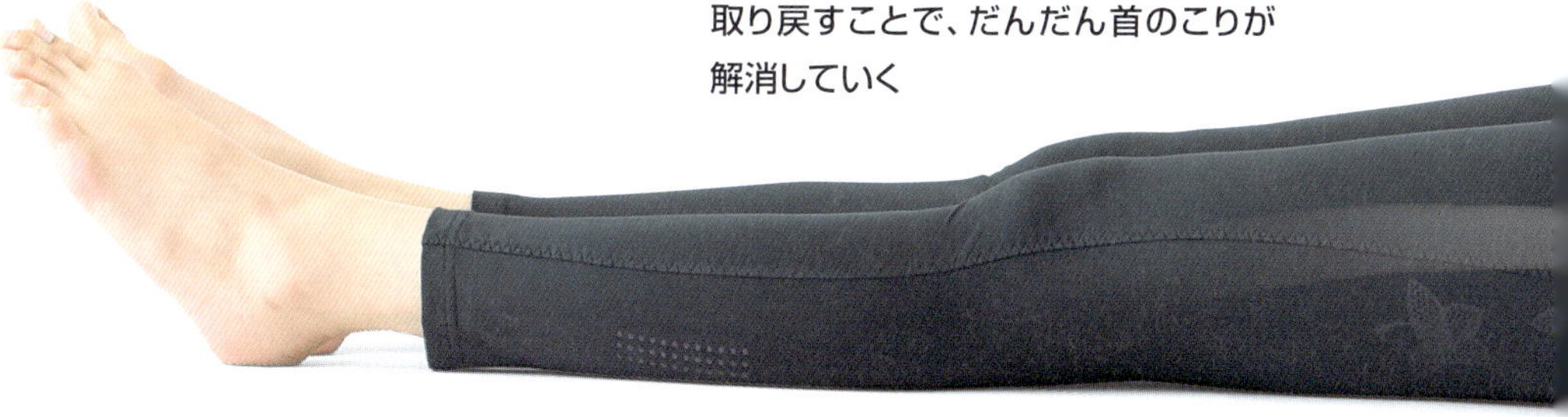

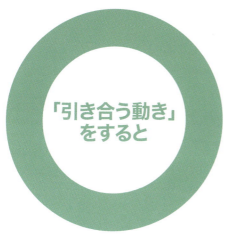

首こりに効かせるコツ

脚を上に伸ばしたときに、あごを上げていき、引っかかりを感じたら止める。そこから脚を下ろしていくと首がゆるみやすい

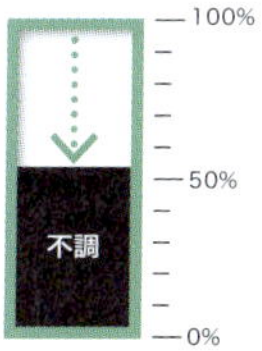

「引き合う動き」1か月で

症状が45.8%緩和

体験談

常時感じていた首こりが1か月ですっきり解消
顎関節症や物忘れ、頭痛、目の痛み、脚のむくみも軽減

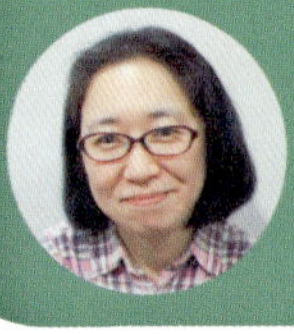

岡美奈子さん
47歳

6月の高温多湿な時期に熱中症にかかって以来、さまざまな体の不調が出始めるようになりました。

特に**首から背中上部にかけての広範囲が重だるく、四六時中こりや違和感が**。座っているときも立って作業をしているときも、体勢を問わず、つねにこりを感じていました。こんなひどい首のこりは感じたことがありません。

人知れず悩みを抱えていたときに「引き合う動き」を教えてもらったので、さっそく試してみることにしました。

毎晩寝る前に左右1、2回ずつ行ったところ、体調が目に見えてよくなりました。まず熱中症にかかってから出るようになった顎関節症や物忘れが軽減しました。さらに以前からあった頭痛や目の痛み、脚のむくみといった不調が軽減。そして、ひと月経ったころには首こりをまったく感じなくなっていました。頭痛や目の痛み、脚のむくみなどは長らくあった症状なので、完全にはなくならないものの、最近患った**首こりはすっかり解消**。

以前は朝起きた瞬間から首がこっていることが多々あったのが、いまはすっきりとした感覚で過ごせています。家事をするときは背中が丸まりがちなため、首が引っ張られるような違和感があったはずが、それもなくなりました。

疲れがたまると腰やひざが痛むことがあるので、今後も体の不調を整えるために「引き合う動き」を活用していきたいと思います。

体験談

夜眠れないほどの首のこりと痛みが一気に解消 肩やひじ、指先の痛みやしびれもなくなった

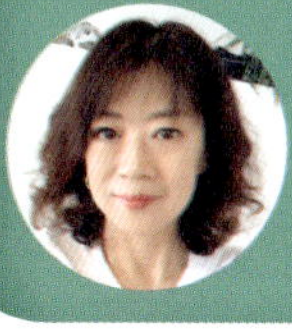

浅川麻保子さん 54歳

昨年、**頸椎ヘルニア**と診断され、有名な整形外科に3か月間通いました。でもリハビリ動作をしても薬を飲んでも**痛みは24時間続き、まったく治まりません**。夜はほとんど眠れませんでした。それで、わらをもつかむ気持ちで井本整体の認定指導者の元に通うようになったのです。

私は「首にある筋肉、胸鎖乳突筋が硬直して張っているため、首にこりや痛みが出ている」ことがわかりました。そして首こりの影響で、つながっている肩やひじ、指先まで、痛みやしびれが出るようになってきたとのこと。普段から前かがみになりがちなので、思い当たる節ありです。たしかに首の筋肉を酷使している実感があり、その疲れを翌日に持ち越しているように感じていました。

そこで教わったのが「引き合う動き」です。さっそく**テレビを観ている時間などに左右5回ずつ**、やってみました。すると股関節を伸ばすと、骨からピッという音がして、股関節から背すじが伸びている感覚がありました。そして、**その場で指先のしびれが消えた**のです。**1か月後には首のこりや痛みのほか、肩やひじ、指先の痛みやしびれも解消**。夜眠れなくなるほどの痛みから解放されたのです。

首にこりや痛みがあると、本を読むのも包丁を持つのもつらく、日常生活が難なく送れるようになって本当にありがたいと思ったことを、はっきりと覚えています。

「引き合う動き」は、私の症状にぴったりだと感じています。なにより症状がいちばん改善しやすく、やりやすいのです。最近はこの動きをすると、毎日の疲労もとれるような気がします。この調子で継続すれば、全身がいい状態に整っていくのではないかと期待しています。

こうなっている！

手足の冷え

原因

つらい冷えを訴える方の場合、私は心臓の不調を疑います。全身に温かい血液を送り出す心臓の機能が低下すれば当然、体の末端である手足の温度を保つのが難しくなるからです。心臓に負担がかかる原因はさまざまですが、肺、肝臓や腎臓などほかの臓器にたまった負担が関係している場合がよくあります。

また長時間のデスクワークやハードなスポーツ、育児や介護など指や手の使いすぎで姿勢が悪化したことが心臓に負担をかけているケースも見逃せません。

そのとき手足は、こうなっている！

背面の筋肉が過剰に伸ばされ心臓や肝臓につながる神経の伝達が悪化

それ以外に考えられる原因

意外に思われるかもしれませんが、夏に適度に汗をかかないと手足の冷えはひどくなります。汗をかくのは体熱を放散させて体温を調整するためですが、汗をかく機会が減ると外気に合わせて体温を上下させる機会が失われます。すると体温調整をする力が弱くなり、心臓にも負担をかけてしまうのです。もちろん水分も摂らずに灼熱のサウナに入る、あるいは猛暑のなか激しい運動をするなど、体に強烈な刺激を与えるのはダメージが蓄積して体を弱らせるだけですので、ご注意ください。

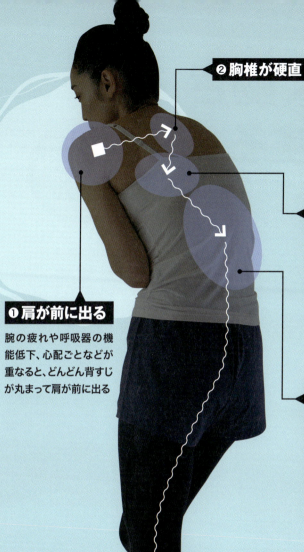

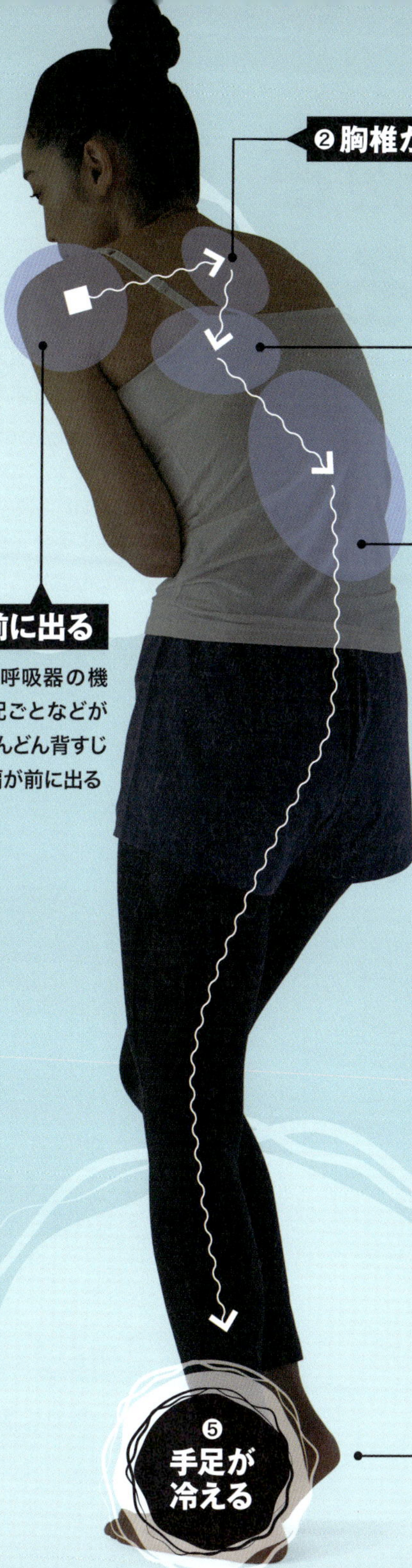

❷胸椎が硬直

背面の筋肉が伸ばされ負担がかかる状態なので、その負担により胸椎1～5番が硬直

❸臓器の機能低下

心臓へつながる自律神経は胸椎4番から出ているため、心臓の機能が低下。そして胸半棘筋や背骨を伝わって胸椎9番が硬直し、肝臓の機能も低下

❶肩が前に出る

腕の疲れや呼吸器の機能低下、心配ごとなどが重なると、どんどん背すじが丸まって肩が前に出る

❹胸椎がさらに硬直

前屈姿勢で肋骨が下垂し胸からお腹に圧がかかり、腹斜筋、腹横筋も緊張。その筋肉の緊張が広背筋や背骨にまで伝わり、胸椎9番がさらに硬直

❺手足が冷える

前屈姿勢と心臓、肝臓の機能低下により、血液循環が悪くなって、手足の末梢血管まで血液が行き渡らなくなる。末端の血行不良で体温も低下し、手足の冷えが起こる

脈がよく働きが軽減する

根本原因に効く

改善プロセス 2

筋肉の7割がある下半身の血行が改善されることで、血液を全身に届けるポンプの役割を果たしている心臓から下行大動脈への負担が軽減される

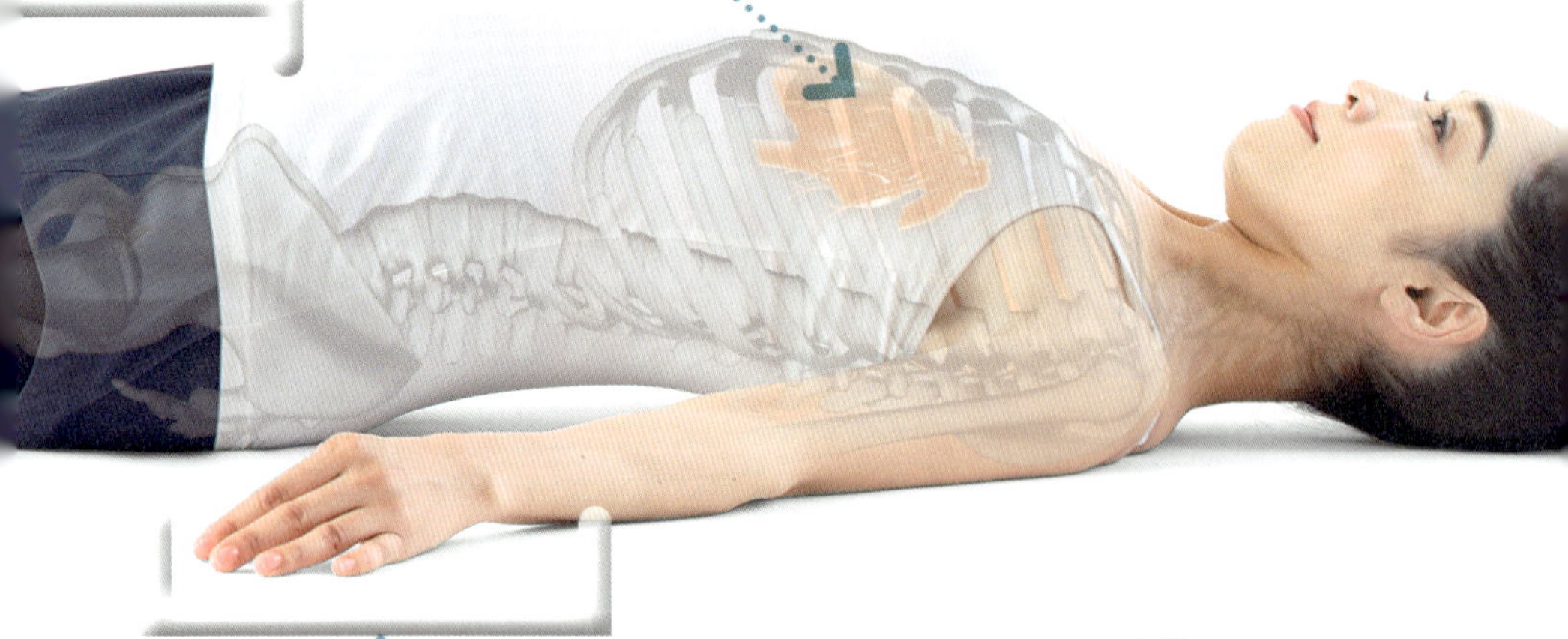

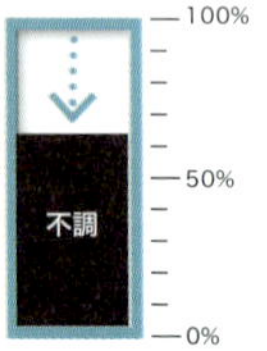

「引き合う動き」1か月で

症状が36.2%緩和

「引き合う動き」
をすると

股関節の動
心臓の負担

改善
プロセス
1

ひざと股関節を曲げ伸ばしすることで、股関節の前面にある動脈やリンパ管が刺激され、血流が促進される

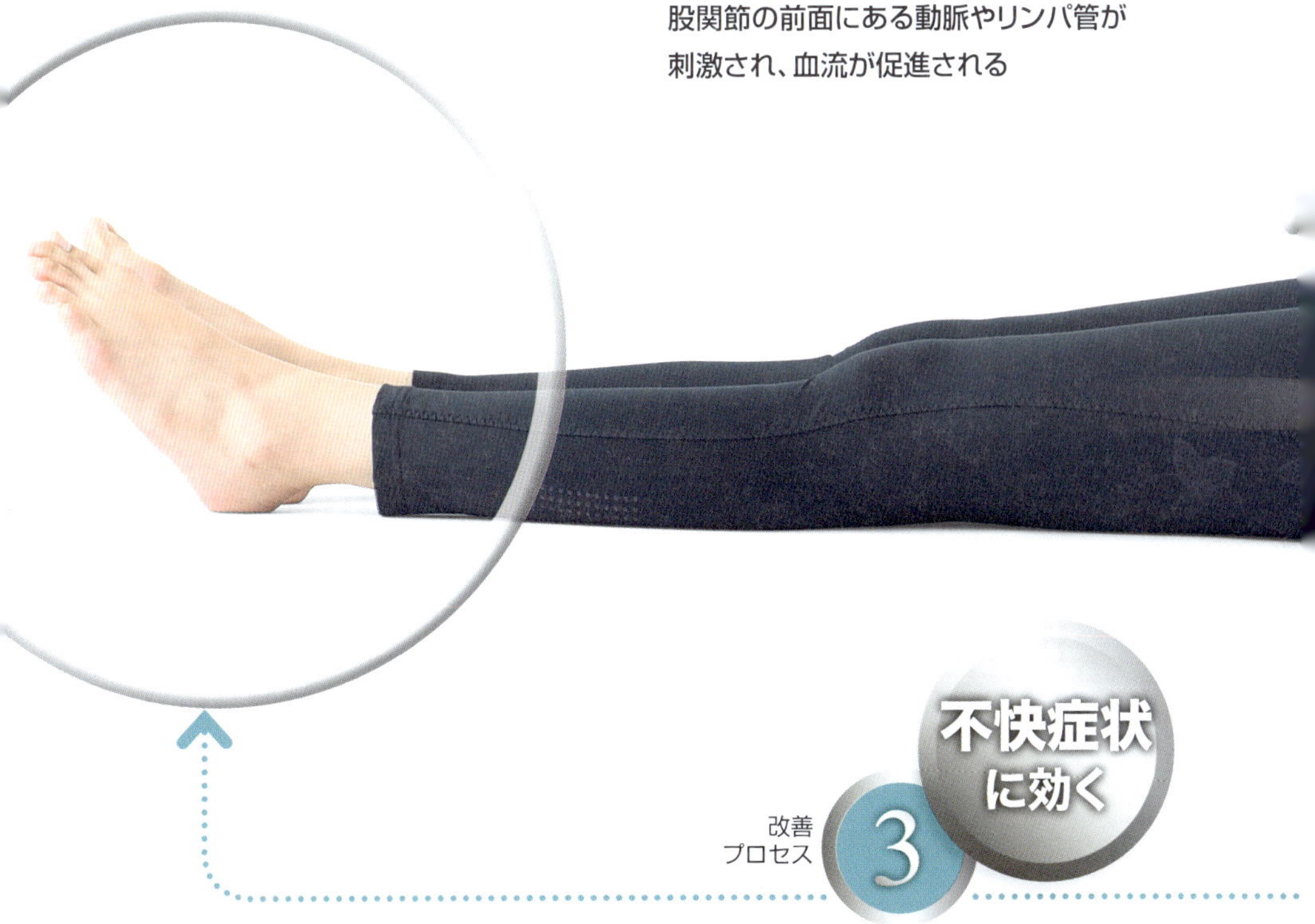

不快症状
に効く

改善
プロセス
3

全身の血液循環がスムーズに。当然、手足などの末端部分の血行もよくなり体温が上がるため、手足の冷えもなくなる

体験談

冷えきっていた手足が温かくなってきた 血行不良による足先のしびれも解消

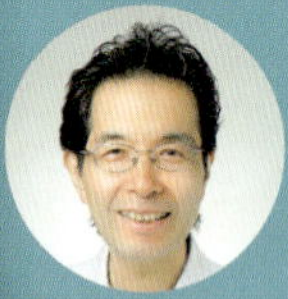

矢野順久さん 57歳

30代になってから、なぜか手足の冷えを感じるようになりました。40代に入ると、さらに冷えが増し、冬場はもちろん**夏場も冷房の効いた場所では手足の指先がキーンと冷えきってしまう**ように。歯科医という仕事がら手が冷えきると、口の中に触れたときの冷たさで患者さんがビクッとしてしまうことがよくあります。これは本当に申し訳ないので、朝と午後の2回、熱いお湯に手を浸けて温めてから診療するようになりました。まわりの人からも「手が冷たいね」とよく言われましたし、自分でも手足が一気に冷えてくる瞬間がわかりました。正直**「男なのに冷え症なんて恥ずかしいな」**と思うことも……。

人知れず悩んでいるときに「引き合う動き」を教わったので、試してみることにしました。毎日朝晩、左右3回ずつ実践。最初は、ちょうど仕事が忙しく疲労がたまっていた時期で、目を酷使し視界がかすんでいたのが、すぐに血流がよくなった感覚があり霧が晴れたようにクリアに見えるように。また、3年前から左足先がピリピリとしびれることがあったのですが「引き合う動き」をすると急に楽になって治まりました。冷えもしびれも、おそらく血流が悪くなっているから起こるのでしょう。**「引き合う動き」をすると、血流がぐんぐんよくなって症状が改善されるのを実感できます。**

1か月半から2か月ほど経ったころには、手足の冷えがなくなりました。過剰に着込まなくてもよくなり、なんとエアコンの風が当たっても平気な体になりました。これまでさまざまな体操を試してきましたが「引き合う動き」は、どんなに体がしんどいときでも簡単にできるし即効性があるので、とても助かっています。

体験談

しびれて我慢できないほどの冷えから回復 体のこわばりからくる首の痛みも一掃

鈴木恵子さん 49歳

睡眠不足と過労、ストレスなどが重なり、つい頑張ってしまう性格もあって、全身がつねに緊張しがちでした。さまざまな健康法を試しても体のこわばりは解けません。結果的に体の冷えや代謝不良、便秘などに悩まされ続けました。

特に体の冷えは異常で、**夏でも冬物の長袖の服を着ないと耐えられない**ほど。当然、真夏でもサンダルは避け、つねに脚が全部覆われるパンツスタイルで、冬場はしびれるほど指先が冷たくなるのが悩みの種でした。若いころから手足やお腹を含め、全身がいつも冷えて慢性的な冷え症だったのが、数年前からは我慢できないほどひどくなって……。にもかかわらず野球に熱中していた子どもたちが中学を卒業するまで10年以上、練習のつき添いで極寒の真冬でもずっと外にいました。その場を動けないのがつらくて、**靴下を何枚も重ね履きしてブーツを履き、着太りするほど衣服を着込んでどうにかしのいだ**のです。

その役目が不要になったとたん、それまで気力でカバーしていたのでしょうか、強烈な冷えを感じるようになったのです。体の冷えから後頭部や首、肩、肩甲骨あたりがこわばり、痛みが出ることも。そんな悩みを抱えていたときに「引き合う動き」を教わりました。**毎日、夜1回と空いた時間に数回**試したところ、脚からわき腹、肋骨周辺などがグッと伸びている感覚が。さらに当時感じていた右手のしびれが1週間ほどで消えました。

その後、**体のこわばりからくる首の痛みなどもなくなり、体の冷えも解消**。着込む服の量も人並みになって本当にうれしいですし、心まで軽やかです。疲れがたまったときも、「引き合う動き」をすれば自力で改善できるので安心感があります。

眼精疲労

こうなっている！

原因

顔や頭に生じる症状で確認すべきは、首の背面の状態です。こりや硬さを感じる場合は、そこと症状の関係を疑います。眼精疲労も基本的な発生経路は頭痛と同じで、症状が目に出るか頭に出るかは、どこが弱っているか次第です。

この場合の発症までの経路を申し上げると、まず背骨まわりや脊柱起立筋の血行が悪化し硬直することから始まり、心臓にも負担がかかるようになります。肩甲骨のあいだで硬直が起きると、肩甲骨が左右に広がったままに。それによって首につながる僧帽筋が引っ張られ、目への血流が悪化するという流れです。

だからと言って首をもんだりほぐしたりすると、首の筋肉はその刺激に耐えるために硬直してしまい、頭へつながる血管や神経に悪影響を及ぼしかねません。

そのとき目は、こうなっている！

首まわりの筋肉が硬直し 目への血流が悪化

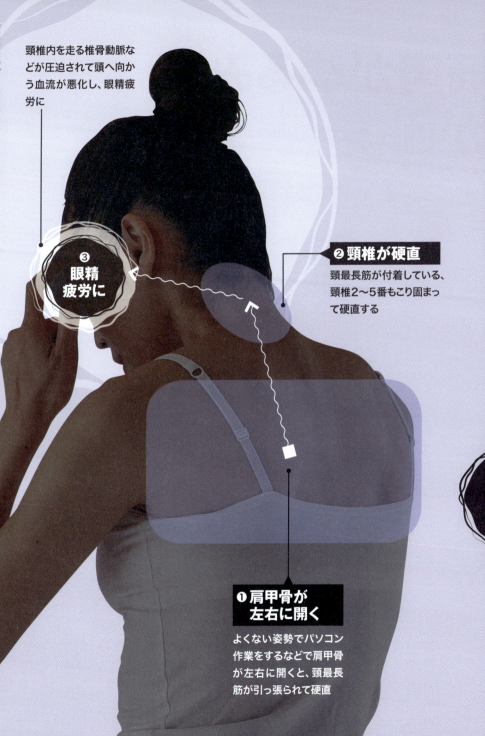

❸ 眼精疲労に

頸椎内を走る椎骨動脈などが圧迫されて頭へ向かう血流が悪化し、眼精疲労に

❷ 頸椎が硬直

頸最長筋が付着している、頸椎2～5番もこり固まって硬直する

❶ 肩甲骨が左右に開く

よくない姿勢でパソコン作業をするなどで肩甲骨が左右に開くと、頸最長筋が引っ張られて硬直

筋肉がゆるみが回復

改善プロセス 4
不快症状に効く

頸椎内を走る椎骨動脈などへの圧迫がなくなり、脳への血行が改善。後頭部に付着する僧帽筋もゆるみ、眼精疲労が解消する

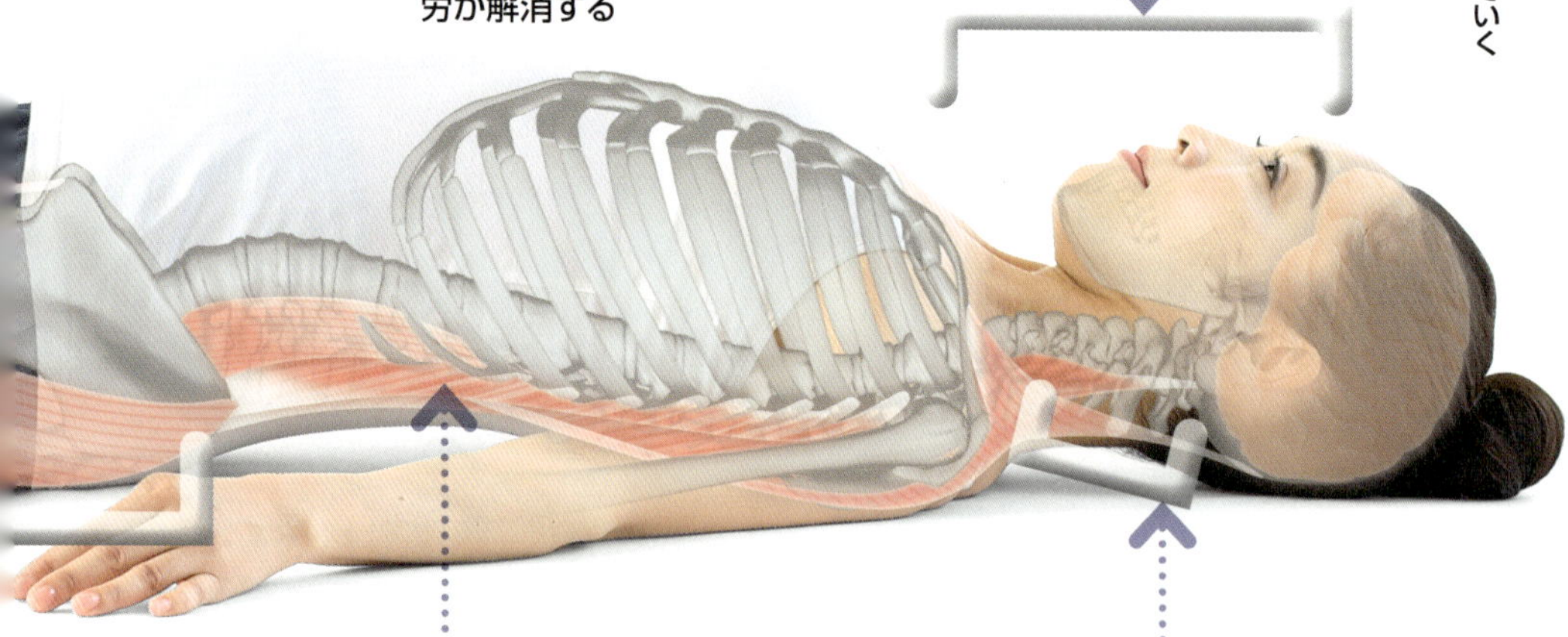

改善プロセス 2
根本原因に効く

筋肉はいったん収縮したら適度にゆるむので、腰椎のアーチに関係する脊柱起立筋も連動してゆるむ。最終的に、強く引っ張られていた頸最長筋にも力が入ってからゆるんでいく

改善プロセス 3

頸最長筋がゆるむと同時に、頸最長筋が付着している頸椎2〜5番のこわばりも緩和

「引き合う動き」をすると

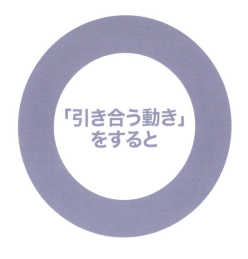

首まわりの目への血流

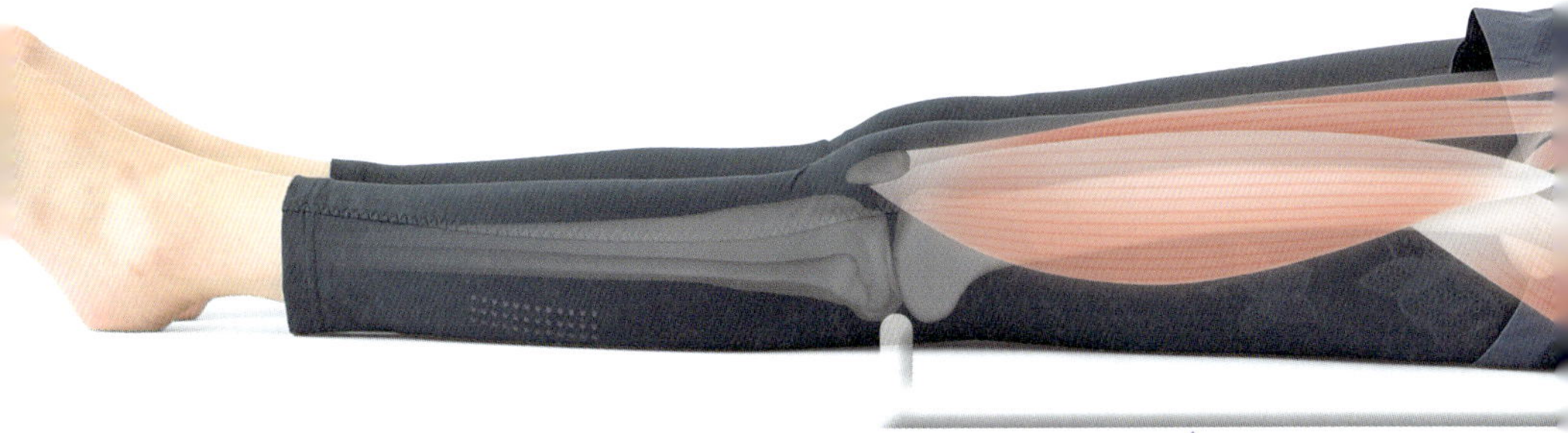

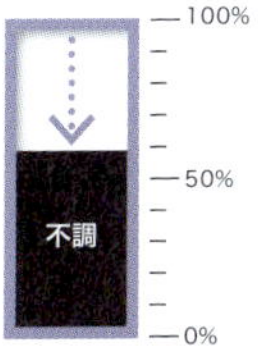

「引き合う動き」1か月で

症状が40.5%緩和

改善プロセス 1

ひざを曲げる動作で腸骨筋から大腰筋、伸ばしながら脚を下ろす動作で大腿四頭筋、大臀筋に力が入り、だんだんできていく腰椎のアーチで脚の重みを支える状態に

体験談

欠けていた視野が戻り、視力も測定不能から0.5まで回復

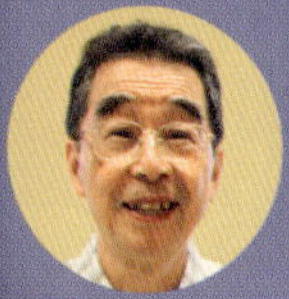

伊佐山敦彦さん
77歳

この年齢になれば、つねに目の疲れを抱えていたり視力が低下したりすることは避けられないと思っていましたが、あるとき**左目内側、下半分の視野が暗くなっていることに気づきました**。左目だけだとほとんど見えず、視力も測定不能です。医師によると「おもな原因として考えられるのは糖尿病、高血圧、あるいはストレスではないか」とのこと。幸いなことに、これまで糖尿病とも高血圧とも診断されたことはなく、原因はストレスと確信しました。というのも当時、40年ほど住んだ一軒家からマンションへの引っ越しや引き渡しの作業に半年ほど費やしていたからです。

くわしい診断を聞くと「動脈から運ばれた血液が、うまく静脈に吸収されていません。**網膜静脈閉塞症**《もうまくじょうみゃくへいそくしょう》です」と言われ、そのとき初めて事の重大さを知りました。それからは眼球に針を刺して薬物を投入する治療法など、いろいろな提案をされましたが、断り続けていました。

「引き合う動き」を教わったのは、そんなときです。**どこを意識しながら行うと自分の症状に効果的かも教わったので、それを守りつつ継続**しました。すると後頭部に即、刺激がくる感覚が。さらに、朝夕に熱々の蒸しタオルを後頭部、続けて目に当てることも始めると、目の疲れが軽くなる感じがします。**8か月続けると左目の欠けていた視野が回復し、視力も測定不能から0・5に**。

80年近く酷使した私の体に、自ら治す力が本当に残っているか不安でしたが、わずかな体の変化や視野の改善が絶えず感じられたのがよかったです。だからこそ「引き合う動き」の効果を信じて続けられたし、短期間で目の状態がよくなったのではないかと思っています。

体験談

目を酷使して起こるかすみ目が即時改善 どんより曇っていた視界がパッと晴れた

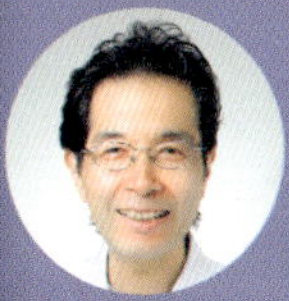

矢野順久さん 57歳

40代になってから徐々に目が見えにくくなり、飛蚊症のように視界の中で何かがチカチカと飛んでいるように感じることが増えました。そして3年ほど前から、仕事で目を酷使するとボーッとかすんで見えなくなってきたのです。特に**夕方、目の疲れがたまってくると、目にフィルターが1枚かかったかのように、ぼんやり**としてきました。

目が見えにくいのは仕事上、差し障りがあります。手元が見えにくいため使用するルーペの倍率がどんどん上がり、余計に目が疲れるという悪循環に陥っていました。自分なりに目を休めたり洗眼したり、**目薬を差したりなどのアイケアはしていたものの、なかなかよくなりません。**

昨年の夏、仕事が忙しく目にも体にも疲労がたまっていたときに、「引き合う動き」を教えてもらいました。そこで毎日、朝晩左右3回ずつ行うように。最初から目の疲れには非常に効果があるように感じました。**初めて「引き合う動き」をしたときに血液がスッと流れるような感覚**があり、**どんよりとかすんでいたはずの視界がパッと晴れた**からです。すぐに視界がクリアになったので、本当に驚きました。いまでも目の疲労を感じたときに「引き合う動き」をすると、すぐに楽になります。

また、以前より目の疲労のたまり方が軽くなりました。以前は夕方になると、視界がボーッとかすんでしまって、しばらく目をつむっていないと車の運転もできないくらいでした。いまはそんなひどいかすみ目には、なりません。多少視界がぼやけているときでも、「引き合う動き」をすれば、まるで霧が晴れたかのように即、見えやすくなるので、とても助かっています。

むくみ

こうなっている！

原因

最初に考えるべきは、むくみの原因となる水分がどこからくるかです。多いのは、骨盤後傾などによって脚につながる筋肉に負担がかかり血管やリンパ管が圧迫され、血液やリンパの流れが滞ってたまってしまうケースでしょう。自宅やオフィスなどで座っている時間が長ければ長いほど、椅子の背にもたれ掛かってしまいがちですが、この姿勢は骨盤後傾のあらわれ。血管やリンパ管を圧迫するのです。

この姿勢が続くと背面にある臓器、腎臓にも影響が及びます。本来あるべき位置ではなくなることで、腎臓にも負担がかかるようになるからです。こうして腎臓の働きが悪くなると、体内の水分代謝が悪化し、脚のむくみをひどくしていきます。

そのとき腎臓は、こうなっている！

背骨まわりの筋肉が衰え腎臓に負担がかかる

それ以外に考えられる原因

異常気象も、思わぬ形でむくみの一因となります。気温が激しく上昇する猛暑の時期は、ときに体温と同じかそれ以上に高い温度の湿った空気を吸い込むことになり、呼吸時に働く部位が変調をきたすように。さらに汗も出にくくなるため、腎機能や水分代謝に関係する部位が疲弊します。すると日を追うごとに胸郭が下がり、その下にある循環系の臓器の機能も低下するのです。

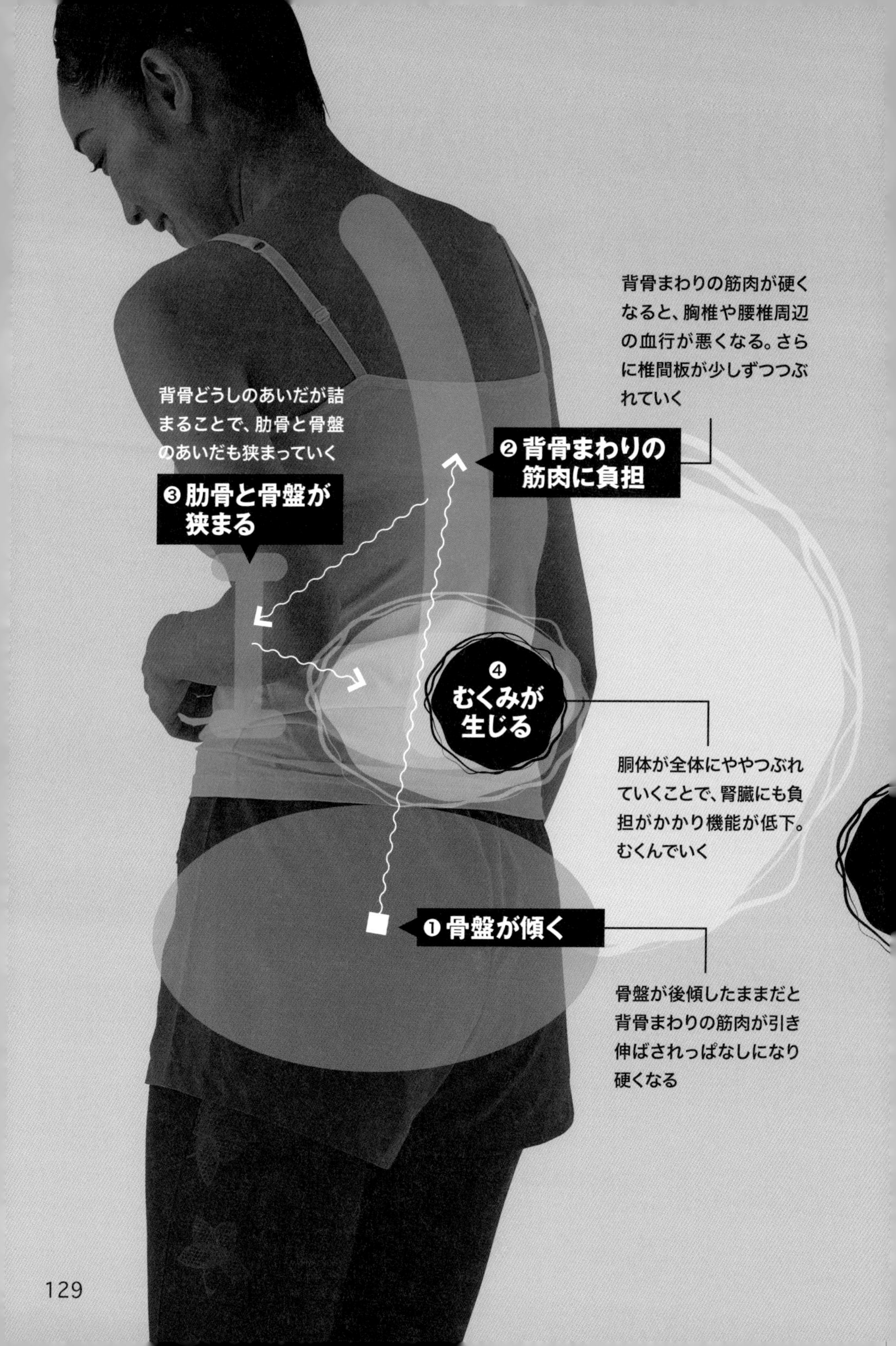
❶ 骨盤が傾く
骨盤が後傾したままだと背骨まわりの筋肉が引き伸ばされっぱなしになり硬くなる
❷ 背骨まわりの筋肉に負担
背骨まわりの筋肉が硬くなると、胸椎や腰椎周辺の血行が悪くなる。さらに椎間板が少しずつつぶれていく
❸ 肋骨と骨盤が狭まる
背骨どうしのあいだが詰まることで、肋骨と骨盤のあいだも狭まっていく
❹ むくみが生じる
胴体が全体にややつぶれていくことで、腎臓にも負担がかかり機能が低下。むくんでいく

の筋肉の血流が回復し
経伝達がスムーズに

不快症状に効く

改善プロセス 3

胸椎10～12番は腎臓につながる自律神経の通り道のため、腎臓への神経伝達がスムーズになる。こうして腎臓の働きがよくなると水分代謝がうまくいくようになり、むくみが緩和する

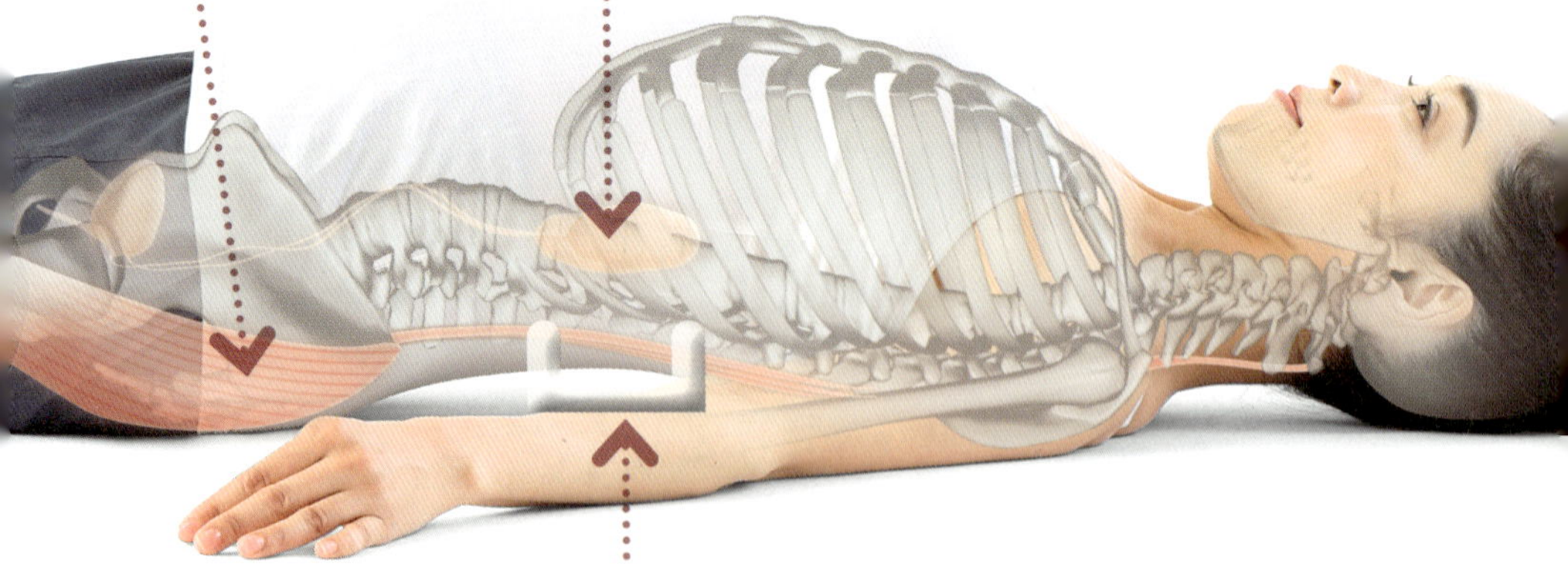

改善プロセス 2

それらの筋肉が付着している胸椎10～12番も刺激され、周辺の血行が回復する

「引き合う動き」をすると

背骨まわり
腎臓への神

根本原因に効く

改善プロセス 1

股関節を伸ばしながら脚を下ろす動作で、大臀筋や棘間筋、胸棘筋を刺激

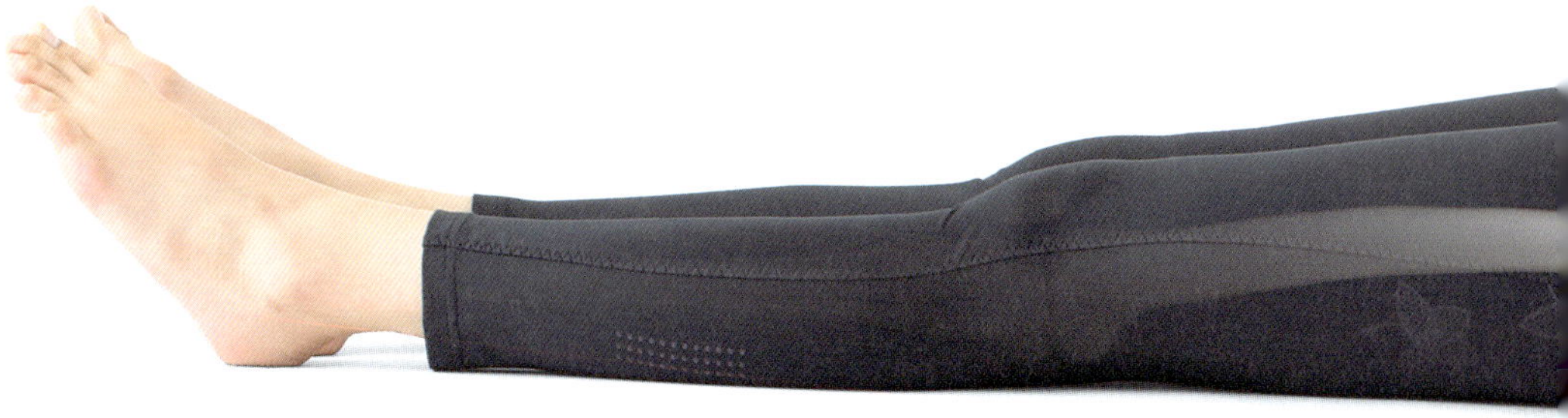

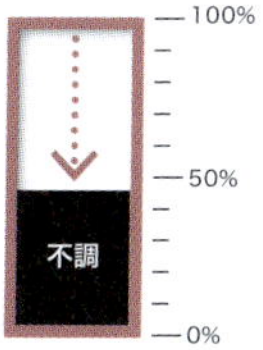

「引き合う動き」1か月で

症状が52.8%緩和

脚のしびれ

原因

体調や気候、日によって症状が軽減する、あるいはお風呂に入るなどして体を温めると楽になるなら、考えるべきことはシンプルです。心臓をはじめとする血液のポンプ機能の低下、つまり循環器系への負担が第一に考えられます。長時間座り続けるなどして下肢の血液循環が悪くなると、血液が末端まで充分に行き渡らなくなってしびれるのです。

反対に体を温めても変化しない、あるいはひどくなるようなら神経由来のしびれ。ヘルニアや近年増えた脊柱管狭窄症《せきちゅうかんきょうさくしょう》などになって神経が圧迫され、炎症を起こしていることが疑われます。

そのとき脚は、こうなっている!

お尻の筋肉が衰えることでヘルニアになり神経が圧迫される

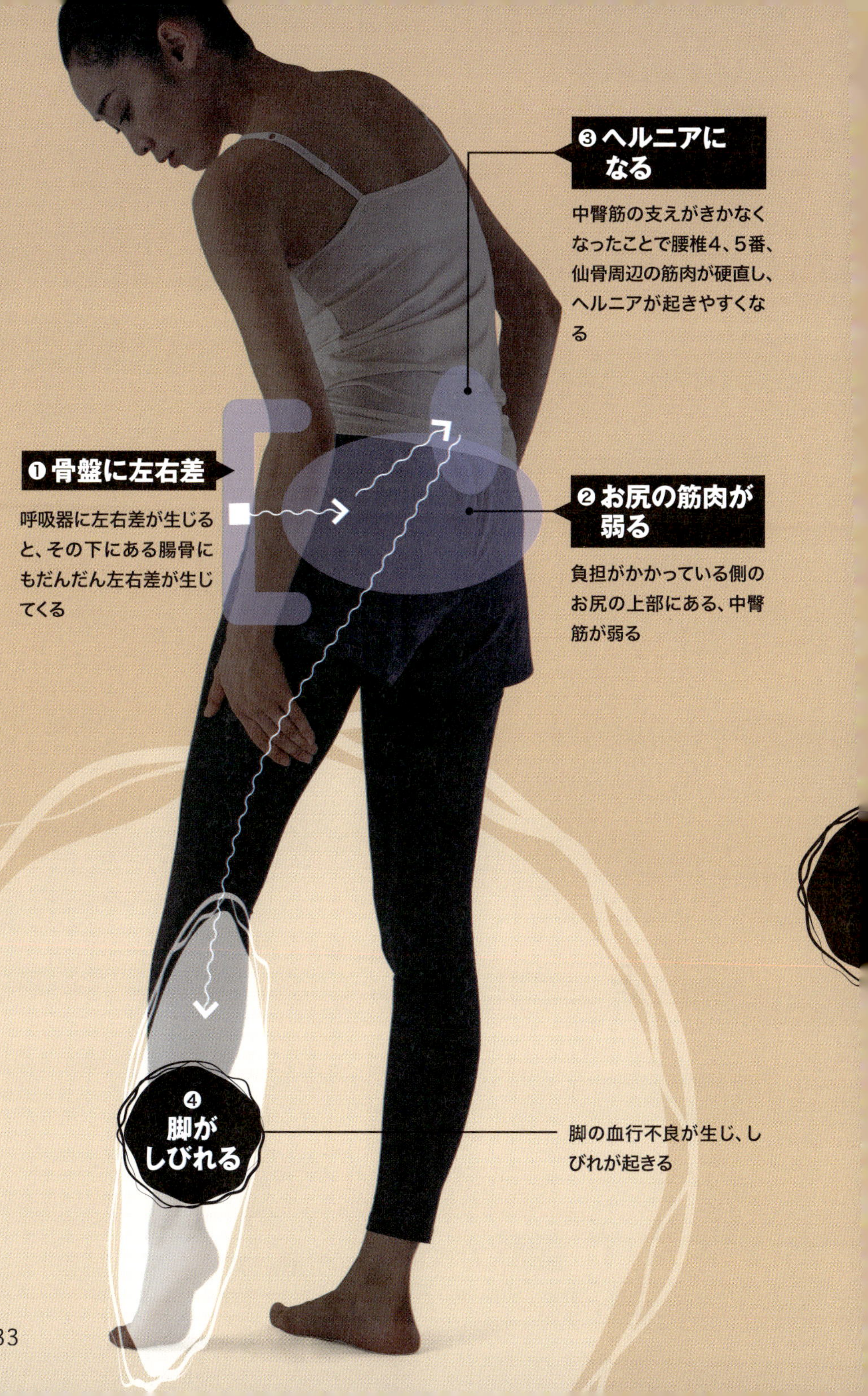
❸ヘルニアになる
中臀筋の支えがきかなくなったことで腰椎4、5番、仙骨周辺の筋肉が硬直し、ヘルニアが起きやすくなる
❶骨盤に左右差
呼吸器に左右差が生じると、その下にある腸骨にもだんだん左右差が生じてくる
❷お尻の筋肉が弱る
負担がかかっている側のお尻の上部にある、中臀筋が弱る
❹脚がしびれる
脚の血行不良が生じ、しびれが起きる

く動かすことで血流が回復する

改善プロセス 2

股関節まわりの血流がよくなると、血液をポンプのように送り出す役割を果たしている心臓や下行大動脈の負担が軽くなる

根本原因に効く

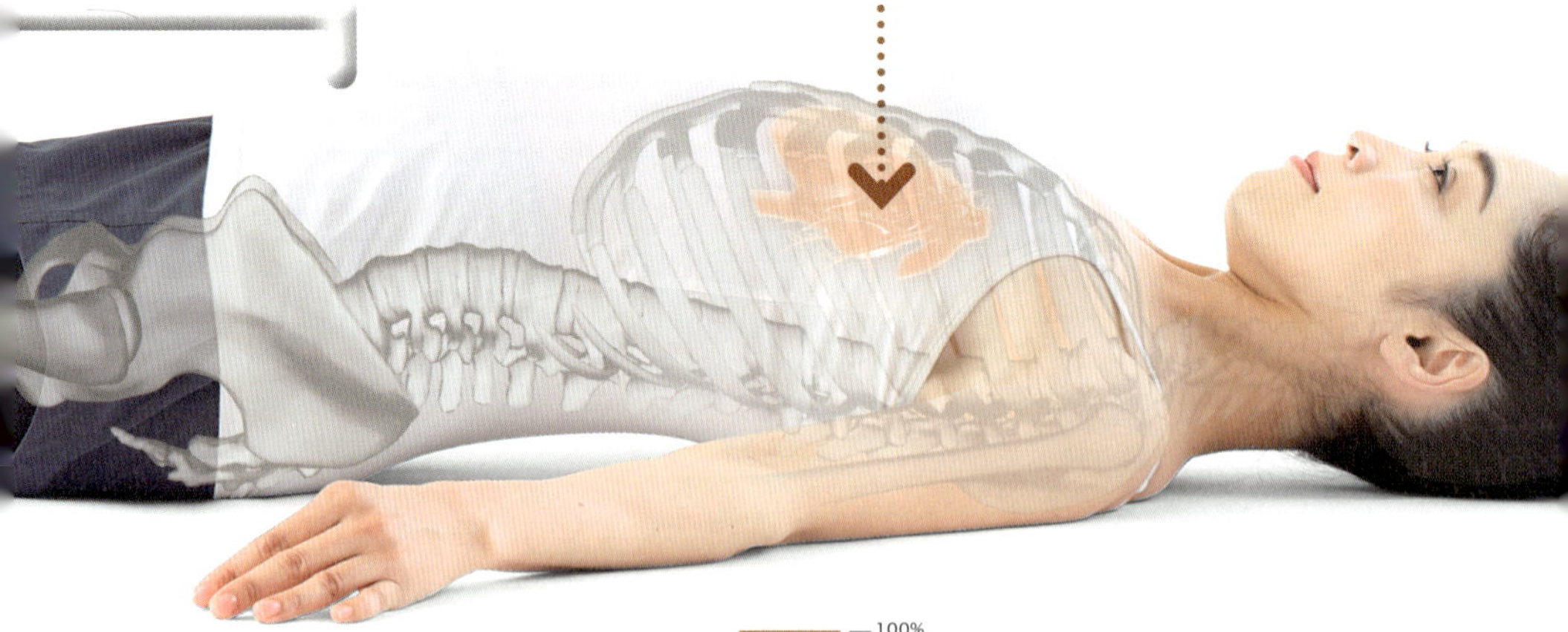

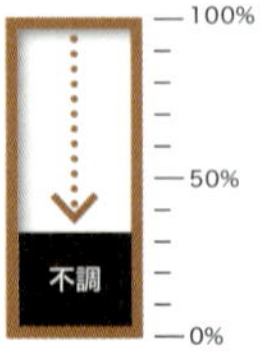

「引き合う動き」1か月で

症状が68.8%緩和

「引き合う動き」をすると

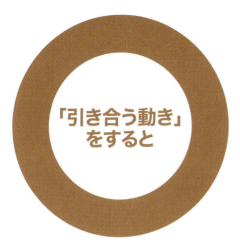

股関節をよ
下半身への

改善プロセス 1

ひざと股関節を曲げてから伸ばす動作を行うことで、股関節の前面を走っている動脈を刺激し、滞っていた血流が回復する。これによって椎間板ヘルニアや脊柱管狭窄症の原因となる、大腰筋や中臀筋の負担も解消

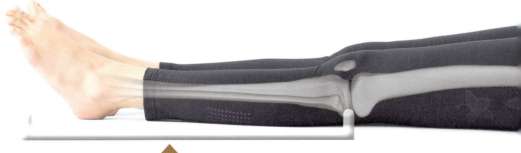

不快症状に効く

改善プロセス 3

心臓や下行大動脈の負担が軽減することで、全身の血液やリンパの流れがよくなり、血行不良によるしびれが消える。筋肉がゆるみ関節のすき間が空くことで、神経の圧迫によるしびれも軽減する

便秘

原因

日常生活で過剰なストレスにさらされると、心身を活発に働かせる交感神経が活性化します。この交感神経優位の状態ばかりが続くと、副交感神経がうまく働かない状態に。すると副交感神経がコントロールしている腸の働きも低下し、便秘になりやすくなります。

ほかに、便意があってもトイレに行けない状況が続いて腸の調子を狂わせてしまうケースもあります。便意がおさまるまで我慢し続けると、次にもよおしたときに腸のぜん動運動や肛門括約筋の伸縮がうまくできなくなりがちです。これは自律神経で制御されている体の自然な働きである便意を、我慢することで無理やり抑え込んだから。何度も続けるとスムーズな排便ができなくなります。

そのとき腸は、こうなっている！

腰まわりの筋肉が硬直し
腸への自律神経の伝達が悪化

それ以外に考えられる原因

じつは便秘が常習化している人のほとんどは、必要以上に食事を摂っています。食べすぎると胃の働きが鈍り、腸のぜん動運動も鈍ることに。これが排便を困難にしていくのです。この場合は、食事の量を普段の半分程度にして数日、様子を見ると解消されやすくなります。ほかには、度重なる便秘薬の服用で腸の機能が低下し、便秘になるケースも。

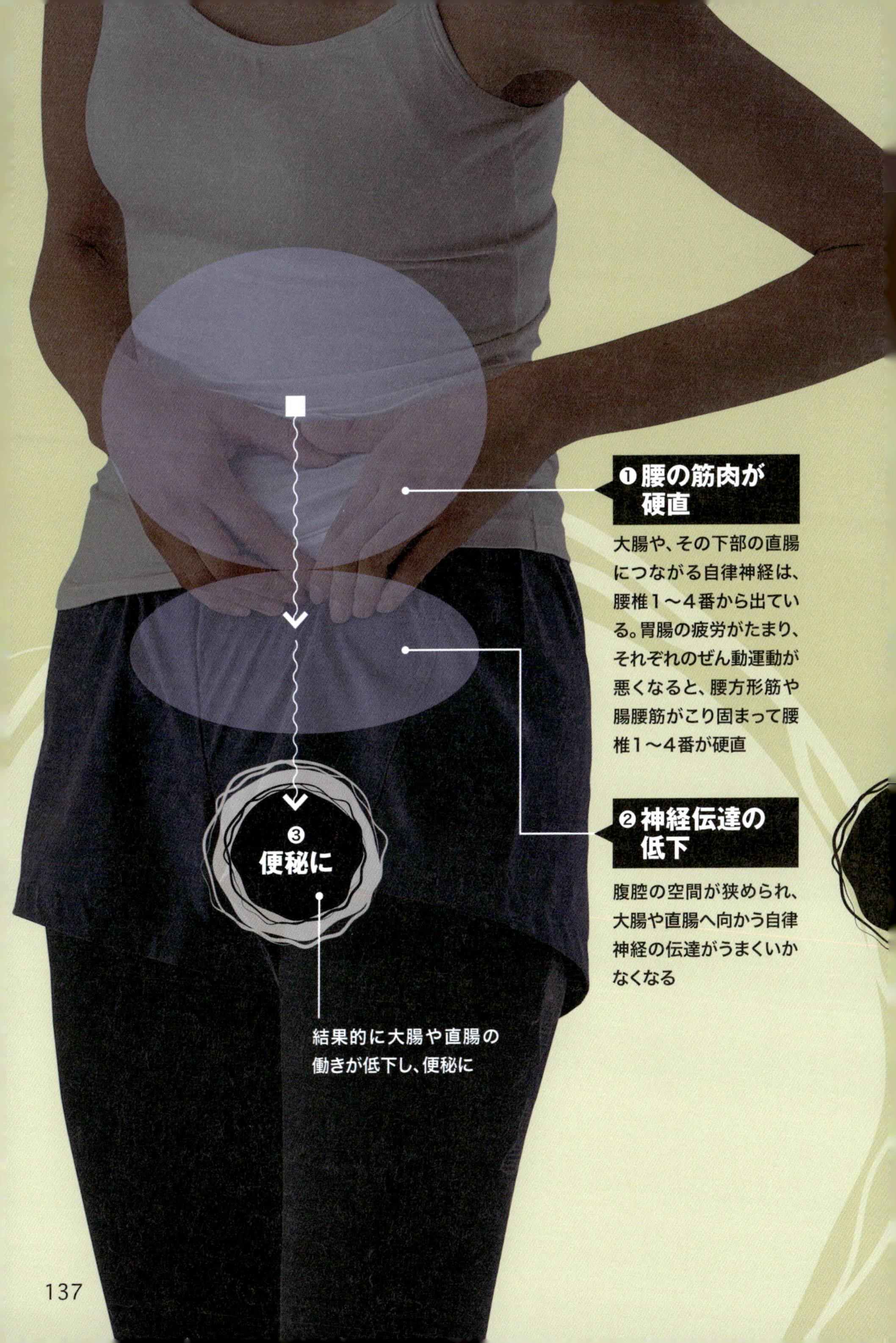
❶腰の筋肉が
硬直
大腸や、その下部の直腸につながる自律神経は、腰椎1～4番から出ている。胃腸の疲労がたまり、それぞれのぜん動運動が悪くなると、腰方形筋や腸腰筋がこり固まって腰椎1～4番が硬直
❷神経伝達の
低下
腹腔の空間が狭められ、大腸や直腸へ向かう自律神経の伝達がうまくいかなくなる
❸
便秘に
結果的に大腸や直腸の働きが低下し、便秘に

筋肉がゆるみ 機能が回復

不快症状に効く

改善プロセス 3

腰椎1〜4番から出ている自律神経を介して大腸や、その下部の直腸が刺激されて便秘が解消する。腰方形筋が充分に働くようになると、無理に力まなくても排便できるようになる

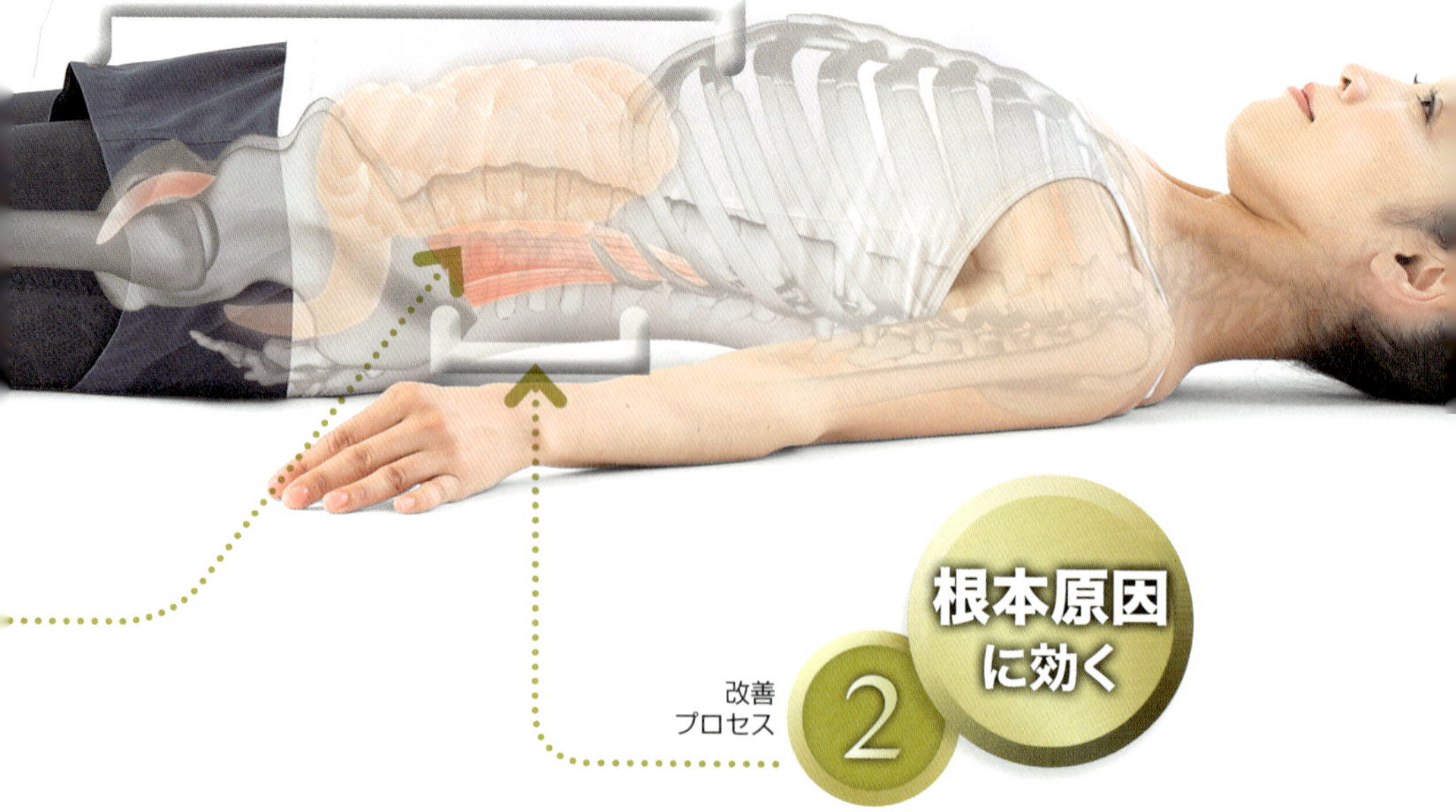

根本原因に効く

改善プロセス 2

腰方形筋と腸腰筋が付着している腰椎1〜4番や、まわりの腱や靭帯などの軟部組織が適度にゆるんで、きちんと働くようになる

「引き合う動き」をすると

腰まわりの
自律神経の

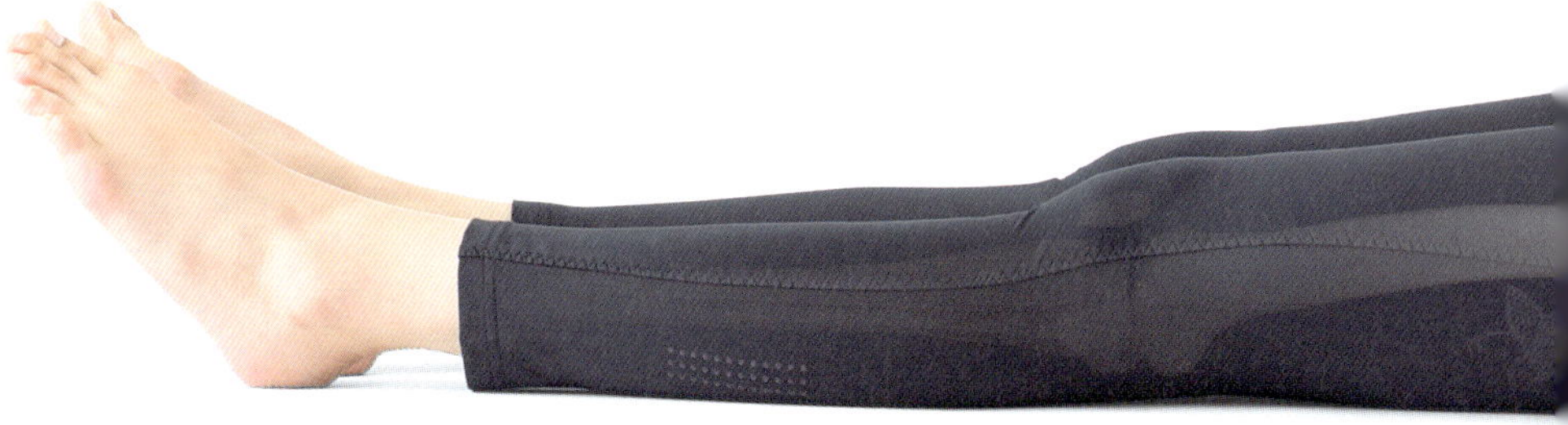

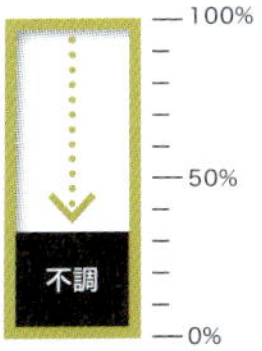

「引き合う動き」1か月で

症状が66.7%緩和

改善プロセス 1

ひざと股関節を曲げて伸ばす動作を行うことで、硬直していた腰方形筋と腸腰筋を刺激

のどの違和感

原因

のどというと、のど自体の飲み込む機能や神経系統が注目されがちですが、私はまず腕の使いすぎを疑います。長時間のデスクワークなどで腕が疲労すると、前腕がするべき動きを二の腕の上腕二頭筋や、胸の大胸筋が肩代わりするようになります。腕や胸の筋肉で生じた慢性疲労が鎖骨や胸骨に悪影響を及ぼし、呼吸時の肋骨の動きまで悪化するように。

こうして胸鎖乳突筋にまで負担がかかることで、のどの違和感を呼ぶのです。

そのときのどは、こうなっている！

鎖骨や肋骨が下がることで のどのまわりの筋肉が 緊張状態に陥る

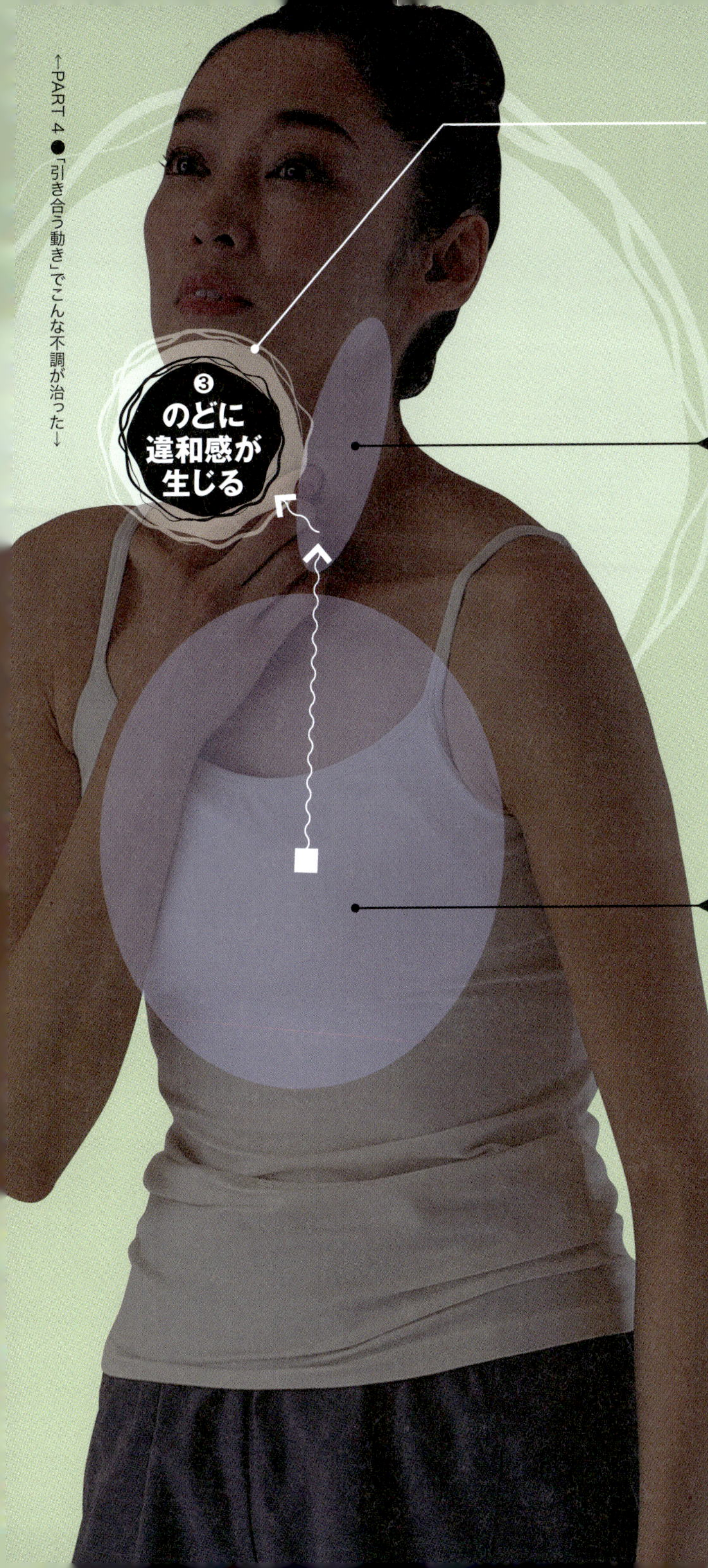

大胸筋や肋間筋の血流も悪化し、硬直することで鎖骨や肋骨の下垂に拍車がかかるため、のどにかかる負担が増す

② 胸鎖乳突筋が疲労

鎖骨や肋骨が下がったままだと、のどが下に引っ張られ負荷がかかるように。この状態だと呼吸がしにくいため、引き上げようとして胸鎖乳突筋や胸鎖関節が酷使される

① 肋骨が下がる

腕を使いすぎることで姿勢がくずれると鎖骨や肋骨が下垂する

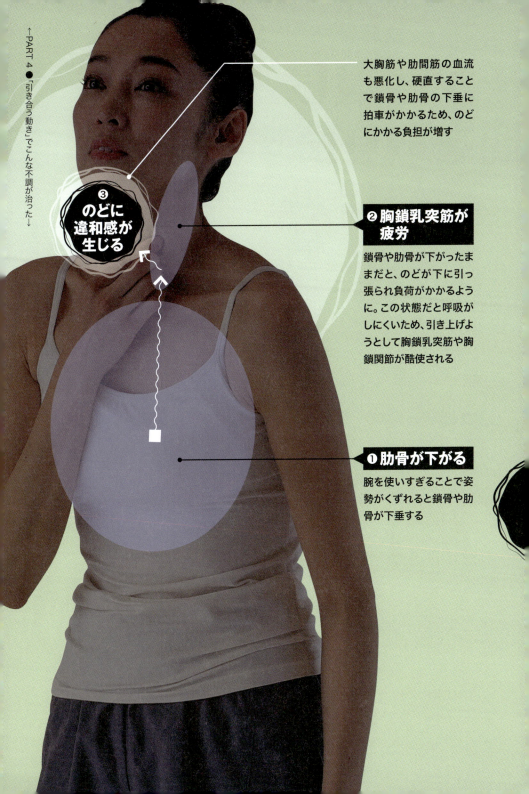

チが回復し
間を取り戻す

根本原因に効く

改善プロセス 3

肋間筋を刺激してゆるめることで、呼吸が大きくできるようになり、肋骨と鎖骨が引き上げられる

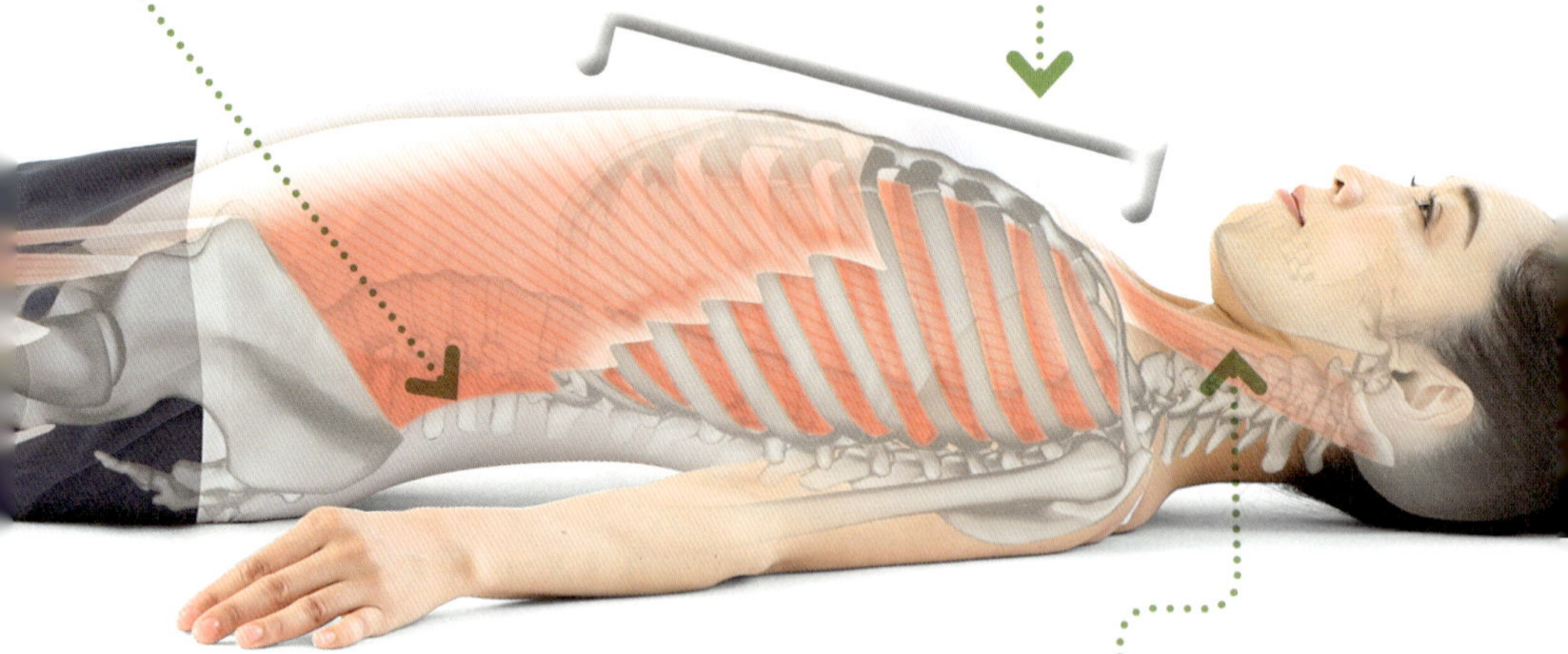

改善プロセス 1

ひざを胸に引き寄せてから伸ばす動作で、大腿二頭筋と大腿四頭筋を刺激

不快症状に効く

改善プロセス 4

肋骨と鎖骨が持ち上がると胸鎖乳突筋などの硬直による、のどへの負担がなくなって違和感も消える

「引き合う動き」をすると

腰椎のアー
肋骨のすき

改善プロセス 2

ひざを伸ばしながら脚を下ろしたときに、大腿四頭筋に入った力が付着する前腸骨を刺激。それによって腰椎3番を中心としたアーチが形成され、腹斜筋と肋間筋を刺激

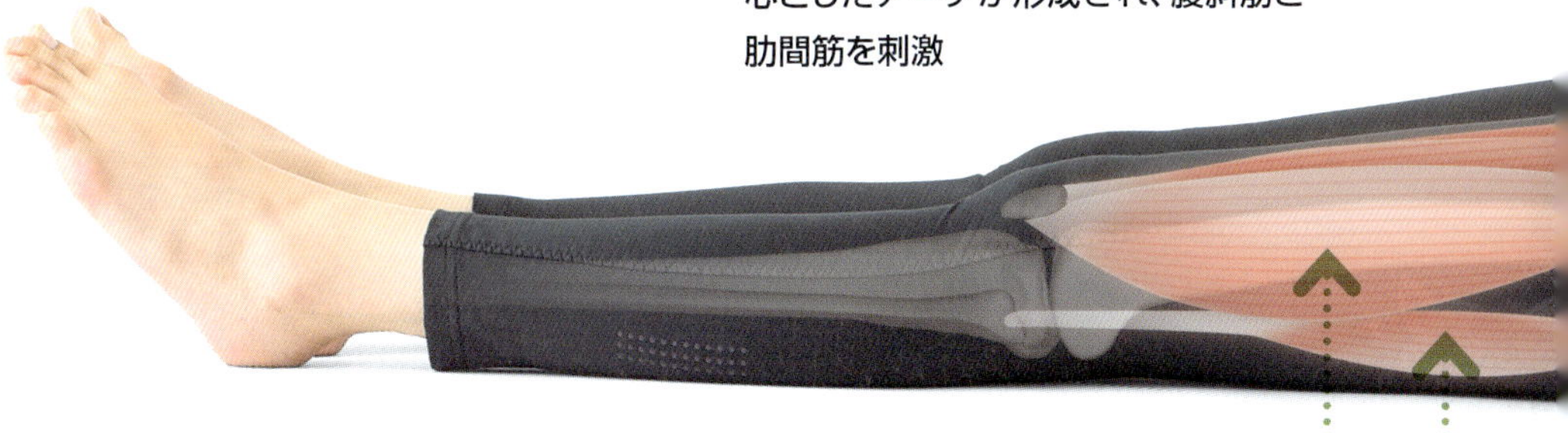

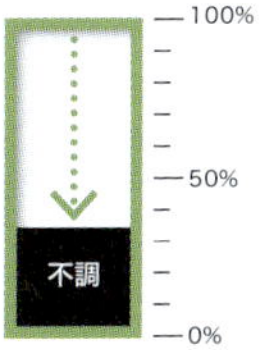

のどの違和感に効かせるコツ

あごを上げていき違和感のあるところで止めてから脚を下ろす動作をすることで、違和感を呼んでいた部分のこわばりがゆるんでくる

「引き合う動き」1か月で

症状が65.1%緩和

下腹ぽっこり

原因

まず体形で言うと、肥満の方の多くは骨盤が締まっていません。骨盤は、腸や子宮といった臓器を受け止める「器」のような形をしていますが、その器の口が広がってしまった状態をイメージするとわかりやすいでしょう。広がっているぶん、脂肪を貯め込むスペースが広くなっているのです。逆に骨盤が締まっている人は骨盤まわりの筋肉もしっかりしているため、仮に食べすぎたとしてもウエストサイズは大きくなりにくい傾向にあります。

骨盤が締まっていないと、たとえやせたとしても皮膚がたるみやすいので要注意です。ちなみに骨盤を締めるのは、骨盤のまわりにたくさん付着している筋肉。これらの働きが悪い状態を「骨盤が開いている」と呼ぶこともあります。

こうなっている！

そのとき下腹は、こうなっている！

お腹の筋肉が力を失い臓器に負担がかかる

それ以外に考えられる原因

打撲などの肉体的衝撃、あるいは心理的なショックを受けると、姿勢がくずれて骨盤を締めていた筋肉からも力が抜けるため肥満体型になることが。何をやっても体形が戻らないとしたら、腎臓や肝臓の機能が低下し心臓の異常が生じたことも考えられます。

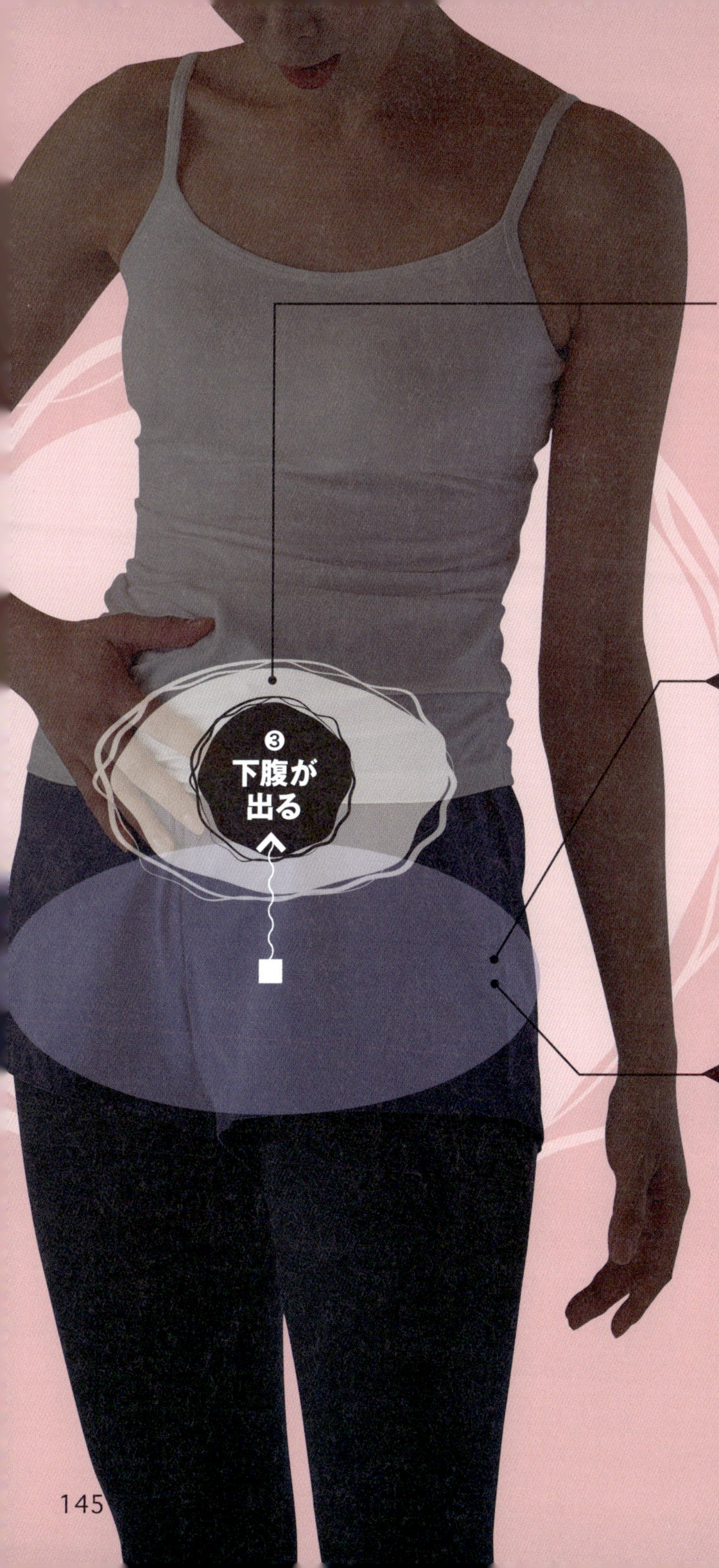

① 骨盤が締まらない

さまざまな理由で骨盤の締まりがなくなるが、体の左側であれば食事の摂りすぎによる胃への負担、右側であれば飲酒や投薬の過多による肝臓への負担が疑われる

② 骨盤が後傾

どちらに負担がかかるにせよ、まず肋骨の動きが悪くなり、腹横筋や内・外腹斜筋が力を失う。すると、これらの筋肉が付着している骨盤が傾いてウエストのサイズが広がる

臓器が引っ張られてテンションがかかるため、血流が悪化。臓器自体も硬くなって働きまで低下していく

の筋肉が動き
が回復

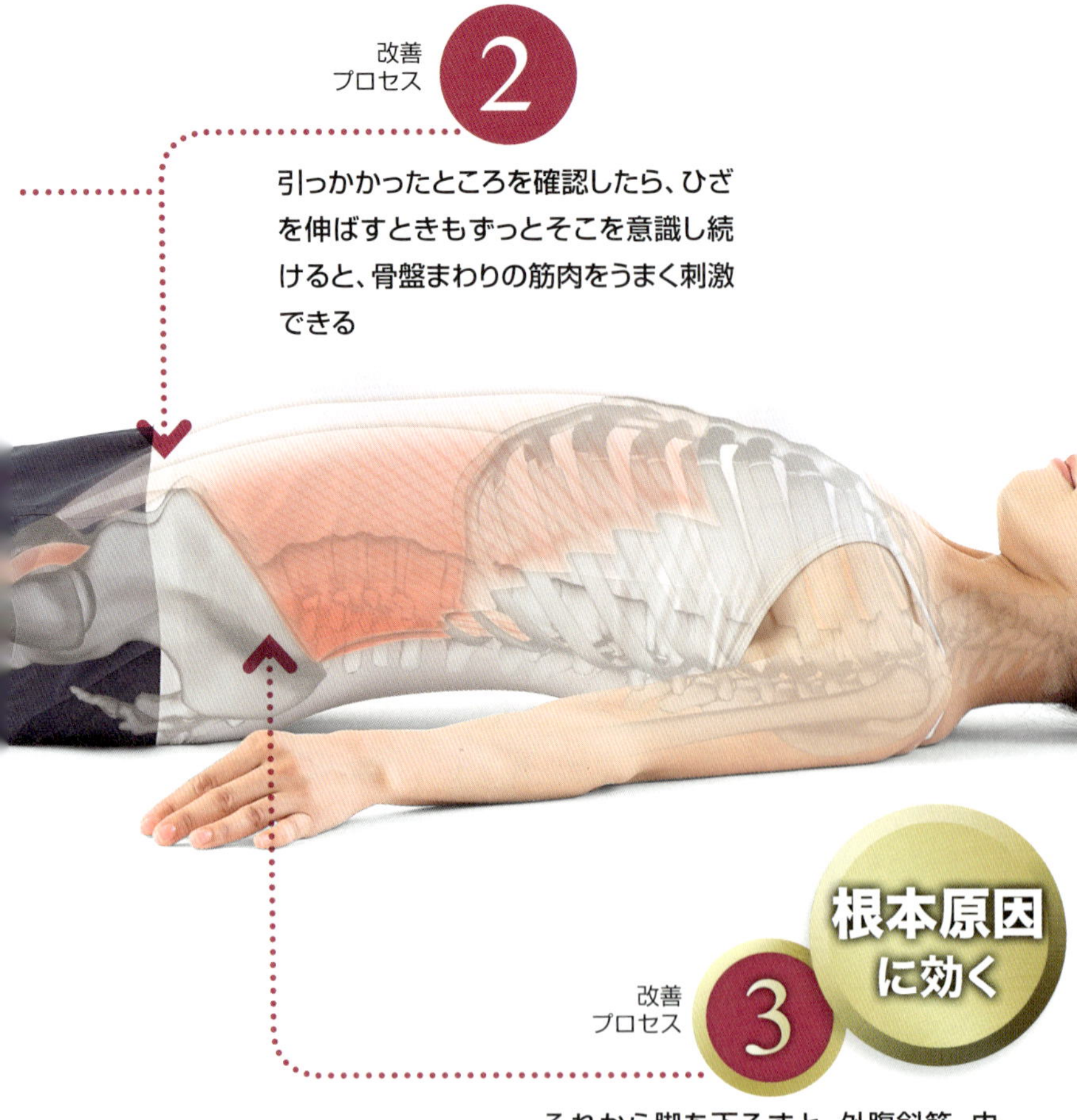
改善
プロセス
2
引っかかったところを確認したら、ひざを伸ばすときもずっとそこを意識し続けると、骨盤まわりの筋肉をうまく刺激できる
根本原因
に効く
改善
プロセス
3
それから脚を下ろすと、外腹斜筋、内腹斜筋、腹横筋は腸骨につながっているため、筋膜を通じて骨盤が締まる

「引き合う動き」をすると

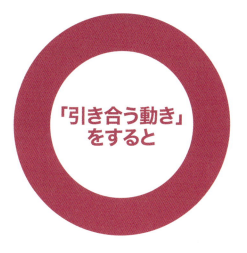

骨盤まわりお腹の筋肉

改善プロセス 1

骨盤が開くと前腸骨が開くので、そこをターゲットに脚を下ろして骨盤を締める。まず、ひざを抱えたときに、股関節を少し動かして引っかかったところに脚の角度を合わせる

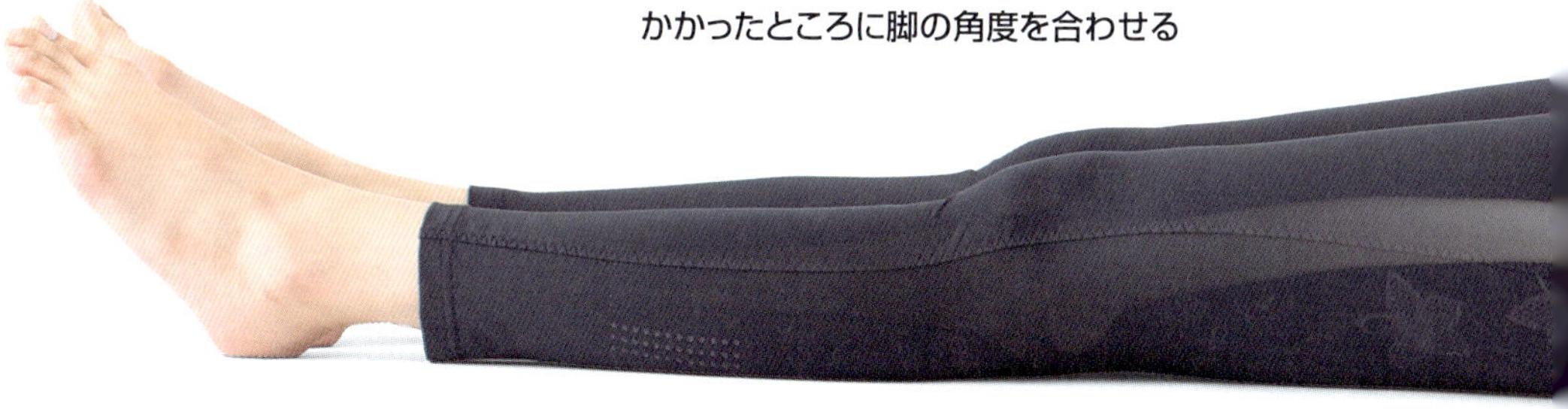

むくみ

**パンパンに腫れ上がっていた脚のむくみと疲労が解消
脚の関節からバキバキという大きな音がしなくなった**

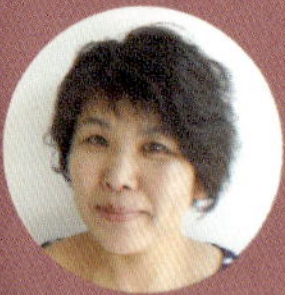

内田八重子さん
53歳

小学生のころから関節からバキバキと大きな音が鳴るのが気になっていました。20代の会社員時代には、一日中立ちっぱなしで仕事をしていると夕方にはふくらはぎに、ひどいむくみと疲労感が。30代半ばからは脚全体や足の裏にも非常に強い疲労を感じるようになりました。

脚の疲れを少しでも軽減しようと、台所の流しに寄りかかって足首を回すと、バキバキと大きな音が。むくみもひどく**足の裏がパンパンに張っているので、足指が思うように動かせません**。ふくらはぎや脚もパンパンに腫れ上がっていました。細身のパンツなどに着替えると窮屈《きゅうくつ》で仕方ありません。

そのうち腰痛も加わって、腰から下全部に重たい感覚が。そんな数々の不調をどうにかしたいと思い、**朝起きた直後と夜寝る前のタイミングで、左右2回ずつ「引き合う動き」**を始めました。すると翌日には脚がスムーズに動き、きちんと機能しているように感じました。足首の可動域が広がり、足の裏全体を使って地面を蹴っている感覚があるのです。なにより脚が軽いと感じられたのが、うれしくて。

始めて**2、3日経ったころから、夕方の脚のむくみと疲労感が軽減**されていることに気づきました。立ちっぱなしで仕事をしていても、いつもの4割程度のむくみや疲労ですむのです。「引き合う動き」をやれば楽になるんだ、とわかった私は、少し疲れを感じたときにも行うようにしました。すると1か月半から2か月程度で、以前のようなむくみや疲労感は生じないように。脚の関節も1か月程度でバキバキと鳴ることはなくなりました。一日の終わりにふくらはぎや脚が軽いままなのは本当にうれしいですし、本当に助かっています。

便秘

長年の悩みだった便秘がたった2週間で解決 便秘にまつわる下腹部痛や体のねじれも解消

伊藤道枝さん
43歳

高校生のときから便秘になりがちでした。特に生理前の3、4日はお通じがないことが多く、社会人になると生理前に加え仕事が忙しくて、お手洗いに行く時間がなくなるとお通じもなくなるように。便秘になると下腹部が張って重い痛みがあるのです。

さらに**何日かお通じがないと、便が硬くなるのでお尻が切れてしまい出血することも**ありました。ひどくなると3、4日はお通じがなくて、あったときにはお尻が切れて痛むというのが2週間ほど続くように……。

そこで「引き合う動き」を朝晩と昼間にできるだけこまめに行うことにしました。**実践してみると、右の肩や左半身の前面が予想外に硬くなっていて、体がねじれていることがわかりました**。「引き合う動き」のおかげで体のねじれはすぐに解消し、まっすぐに歩いたり座ったりできるように。**4、5日経ったころには、お手洗いに行くとすぐにお通じがあるように**なりました。20分程度頑張ってみても、お通じがないことがよくあったのが嘘のようです。

お通じがあっても便が硬くてお尻が切れて痛むので、お手洗いに行くのが怖くなっていたのですが、お通じがスムーズになってから1週間ほど経つと、いったん便がゆるくなり2週間程度で正常な便に。いまでは**下腹部の痛みもなければお手洗いで苦しむこともなく、毎日もしくは2日に1回は便がスムーズに出ます**。

長年、悩んできて、便秘という体の癖がよくなる方法があるといいなとずっと思っていたところで対処方法が見つかり、うれしい気持ちでいっぱいです。もし今後忙しくなって便秘になりかけたとしても、「引き合う動き」をしていれば問題なく乗り越えられると思います。

のどの違和感

気になっていた のどの詰まりがすっきり解消

菅保子さん
64歳

以前からつばを飲み込んだときに、なんとなくのどが詰まるような違和感がありました。私は、いつも朝起きたときにベッドの上で、人体力学のさまざまな体操をしています。いつもの体操に「引き合う動き」を加えたところ、のどの詰まりがすぐにすっきりして楽に。次いで朝の目覚めがよくなり、気になっていた脚のつりもなくなりました。

「引き合う動き」は、私の弱っているところを刺激して調整してくれる体操のように感じています。

下腹ぽっこり

40代後半から、たった**1年半で体重が10kgも増えました**。特に気になるのがウエストまわりで、洋服のウエストがきつくなって……。背中にもお肉がついてきて、お尻が垂れてきたのも気になっていました。年齢や更年期で代謝が落ちてきたせいか、ボディラインに締まりがないと感じていたのです。

また、座りっぱなしでパソコン操作をすることが多いため、姿勢がくずれたり鬱血《うっけつ》したりしてきて、背中のこりやピリピリする痛み、腰痛もありました。

　体重が増えてからは、階段を上がるときや長く歩いたときに、ひざや股関節が痛むように。ほかにも、**ひどい生理痛や脚のむくみにも悩んでいました。**そんなときに先生から「引き合う動き」を教わったのです。**毎日、朝と夕方に左右4回ずつ行うと、血流がよくなった感じ**がし気持ちよくて。1回で瞬時にウエストが5㎝ほど細くなったこともありました。体重は変わらないのですが、背中にはくぼみができてヒップの上が締まり、腰にはアーチができました。おそらく筋肉がついたのでしょう、1か月ほどでウエストが6㎝細くなり腰まわりが引き締まってヒップは持ち上がり、メリハリのある体つきになったのです。

ウエスト6cm減で背中が締まり、ヒップまで持ち上がった！生理痛、脚のむくみも軽減し背中の痛みや腰痛、ひざ痛も解消

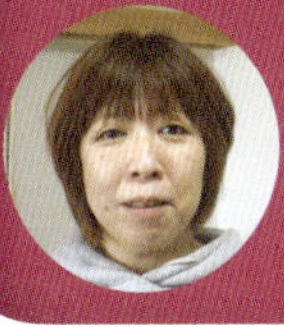

三明操さん
49歳

先生には写真を撮ってもらっていたので「こんなに変わったよ」と教えてもらいました。入浴後に鏡を見ると、パッと見てわかるほど引き締まった体にびっくり。**きつかったパンツのウエストに楽に手が入る**ほど、ゆとりができました。

　ボディラインの変化だけでなく、不調の改善もめざましいものがありました。つらかった生理痛はまったくなくなり、本当に快適です。脚が多少むくんでも体操をすれば、その場でむくみや疲れがとれて足が軽くなります。**背中のこりや腰痛も減り、硬かった股関節もやわらかくなって、ひざ痛や股関節痛も解消**しました。右に偏りがちだった骨盤は矯正されて本来の位置に戻り、背すじが伸びて姿勢も改善。

　下半身だけでなく、上半身もよく伸びてウエストがしっかりできたことが、とてもうれしいです。

おわりに

5年前の12月末、かつてないほど激しい首の痛みに襲われました。検査をしていないのではっきりとはわかりませんが、痛むのは頭蓋骨《ずがいこつ》の後部に付着している頸板状筋《けいばんじょうきん》か頭半棘筋《とうはんきょくきん》、あるいは後縦靱帯《こうじゅうじんたい》のあたりと思われます。脳に近い部位だけに仕事に集中するのも困難で、夜になっても一向に痛みが弱まる気配はありません。

この昼夜問わずの激痛により、眠れない日が続きます。

大学病院で脳神経外科医をしている息子が心配し来てくれたので、症状の見解を聞きました。すると「のどを切開し、首の骨などを削る大手術をするしかない」「とりあえずブロック注射だけでもして、それから考えよう」と言うのです。年末年始は、体の不具合に苦しむ大勢の患者さんからの予約が入っているだけでなく、日本全国、さらには海外からも受講者が大挙する正月講座があります。「とりあえずも何もない。どうあっても、いま大手術などできない」と思い、自力で治すことを決意しました。

それから3日間、痛む部位をゆるめるべく首の「引き合う動き」を行います。元日に山口から東京へ移動するときも、空港でも車でも痛む部位に意識を集中して繰り返しました。痛みの最中でも「引き合う動き」を行うと気持ちがよかったことを覚えています。

こうして1月2日、正月講座の初日を迎えました。

すると開始直前まで続いていた激痛が、講義を始めると嘘のように霧散します。しかも以降、一度も再発していません。後日、息子が「あの痛みが自然に消えることは絶対にない。親父は注射が嫌いだから嘘をついているんじゃないか。ちょっと確かめてきてほしい」と言っていたことを、やはり医師をしている娘から聞きました。

同時期に、息子が東大病院在籍中に同僚だった30代の看護師が、私とまったく同じ症状に苦しみ退職を余儀なくされたと聞きます。職を失い、失意の底にあった彼女に「自分で壊した体は、自分の体が持つ力で治るようにできている。私も誰に頼ることもなく治したよ」と言い、私が実践した首の「引き合う動き」

のやり方を伝えました。私はこのとき一度だけ彼女の体の状態を診て、あとは彼女自身が真剣に体と向き合い「引き合う動き」を繰り返したところ、数日で痛みが消え無事に再就職を決めたそうです。

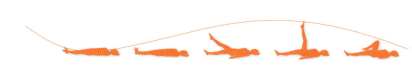

いま「真剣に体と向き合い」と申し上げましたが、体への向き合い方と治り方には密接な関係があります。「さあ、治せ」というような人まかせの態度だったり「自分は治らない」という自己暗示をかけていたりすると、明らかに治りにくい。それは精神状態が全身の血流や体温、そしてホルモンや神経伝達物質の分泌にも深く関わっているからです。

真剣に向き合えば、ものすごい勢いで体は内側から活性化します。だから効果も飛躍的に跳ね上がるのです。

全身にがんが転移していた高齢の女性の隣家が、火事になったときの話です。彼女は自宅が燃える恐怖から、普段なら持つことすらできない30kgはある灯油の缶を、無我夢中ですべて軒先まで運び出したとか。おそらく激しく血液が巡って全身の細胞が活性化し、ものすごいエネルギーが発生したのでしょう。次の検診で、その方のがんはすべて消えていたそうです。

医学の常識では考えられない現象ばかり申し上げてきましたが、非常識と思われることが次々と解明されるのも、医学です。

たとえば、以前は脳の一部が損傷すると、そこが司る機能も失われるとされていました。脳には部分ごとに機能が割り当てられているため、左脳の右腕の動きを司る部分が損傷したら右腕は動かなくなり、言語を司る部分が損傷したら言葉を失う、といった具合です。しかし近年、左脳を脳梗塞などで損傷した人が、動かせる左腕と真剣に向き合ううちに、動かせなかった右腕が動くようになった、という例が多数報告されるようになりました。

科学的にも、脳の損傷した部位の周辺を活性化させると損傷した部位の機能を代替するようになることや、脳が体に指令を送るだけでなく体が脳に指令を送る経路があることが解明されています。こうした発見の積み重ねで、医学の常識は更新されていくのです。

この現象を人体力学でひも解くと、脊髄反射の働きが深く関わっていることがわかります。動く側を動かすことで刺激された反射神経によって、麻痺《まひ》した側の反射運動が無意識に呼び起こされるというしくみです。ちょっと難しく思われるかもしれませんが、転びそうになったとき無意識に体がバランスをとるのと同じ原理です。

この機能回復の機序については、半世紀ほど前に国際医学会議で発表したこともありましたが、近年ようやく臨床データが集まり、科学的にも効果が証明され始めたことを本当にうれしく思っています。なぜなら、真剣に体と向き合うと、自分の体を自力で治そうとする本能が呼び起こされることを、より多くの人に知ってもらえる可能性が広がるからです。

真剣に向き合うべきは、体だけではありません。

何かに真正面から向き合い、ひたすら打ち込む人の姿には心打たれます。それは、その人が体の奥底にあるエネルギーを呼び覚まし、止めどなく湧き出ているかのように感じられるからだと思います。

だから美しいと感じるのでしょう。

本書に紹介した「引き合う動き」が、みなさんの心身を整え、美しく生きるための一助となってくれることを願ってやみません。

井本邦昭

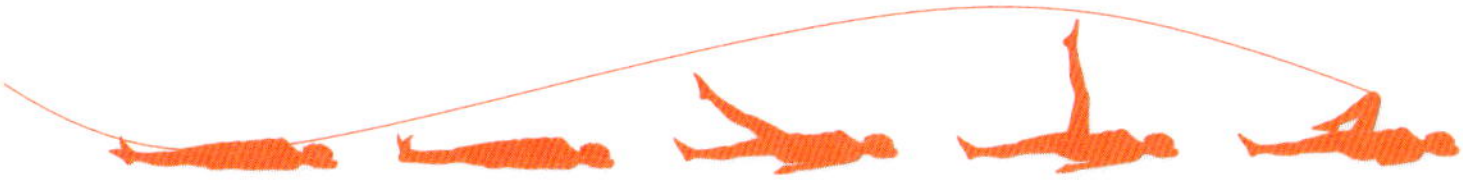

information

人体力学・井本整体の講座について

東京・千駄ケ谷の東京本部および大阪、札幌、福岡では、講座や定期的なセミナーを開催しています。資料をご希望の方は、電話、ファクス、メールにて東京本部までご請求ください。パンフレットと井本整体機関紙『原点』を１部ずつ無料でお送りいたします。

また本書掲載の体操は、各人に応じたセッティングをするとより効果的です。各地で専門指導員による体操の指導会を開催しておりますので、詳細は東京本部までお問い合わせください。

お問い合わせ先

■人体力学・井本整体　東京本部

〒151-0051　東京都渋谷区千駄ケ谷 1-25-4

Tel. 03-3403-0185　Fax. 03-3403-1965

メール■genten@imoto-seitai.com

ホームページ■http://www.imoto-seitai.com/

■人体力学・井本整体　徳山室

〒745-0034　山口県周南市御幸通り 2-6

タンブラウンビル４階

Tel. 0834-31-1538　Fax. 0834-21-1239

※連絡先などは都合により変更する場合があります

※本書記載の内容を営利目的で使用する場合は、井本整体の講習を受けたうえで許可が必要です

井本邦昭（いもと・くにあき）

1944年、山口県生まれ。人体力学・井本整体主宰。医学博士。整体指導者の父・良夫氏より5歳のときから整体の手ほどきを受ける。その後、ヨーロッパで鍼灸を指導する一方で、スイス、ドイツで西洋医学を学ぶ。帰国後から現在に至るまで、東京および山口で整体指導を続けている。また、後継者育成のため2004年8月にそれまでの原宿教室と音羽教室を統合し、人体力学・井本整体東京本部（東京・千駄ケ谷）を設立。生徒指導のため山口・東京間を往復する日々を送っている。著書に『たった5分で体が変わる　すごい熱刺激』（サンマーク出版）、シリーズ累計46万部を超える『弱った体がよみがえる　人体力学』（高橋書店）ほか多数。

引き合う動きが体を変える

2019年8月30日　初版発行
2019年9月30日　第2刷発行

著者　井本邦昭
発行人　植木宣隆
発行所　株式会社　サンマーク出版
東京都新宿区高田馬場2-16-11
電話　03-5272-3166
印刷　共同印刷株式会社
製本　株式会社若林製本工場

ISBN978-4-7631-3755-5　C2075

定価はカバーに表記しております。乱丁・落丁本はお取り替えいたします

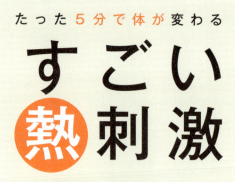

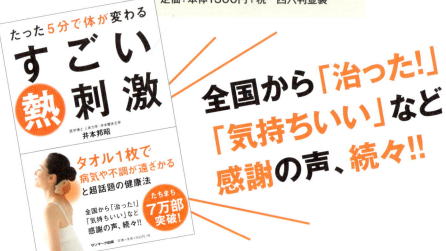